常见病的治疗与调养丛书

痛风病的治疗与调养

上海科学技术文献出版社
Shanghai Scientific and Technological Literature Press

大字本

三分治 七分养

图书在版编目（CIP）数据

痛风病的治疗与调养／代榭编. —上海：上海科学技术文献出版社,2018

ISBN 978 - 7 - 5439 - 7651 - 1

Ⅰ.①痛…　Ⅱ.①代…　Ⅲ.①痛风 - 防治　Ⅳ.①R589.7

中国版本图书馆 CIP 数据核字(2018)第 125748 号

组稿编辑:张　树
责任编辑:苏密娅

痛风病的治疗与调养

代　榭　编

*

上海科学技术文献出版社出版发行

（上海市长乐路 746 号　邮政编码 200040）

全 国 新 华 书 店 经 销

四川省南方印务有限公司印刷

*

开本 700×1000　1/16　印张 16.5　字数 330 000

2018 年 7 月第 1 版　　2018 年 7 月第 1 次印刷

ISBN 978 - 7 - 5439 - 7651 - 1

定价:45.00 元

http://www.sstlp.com

目　录

痛风病的治疗与调养

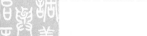

痛风病的治疗　37

痛风病的治疗与调养

痛风病的治疗与调养

痛风病患者的保养与保健　87

痛风病患者的饮食调养　119

痛
风
病
的
治
疗
与
调
养

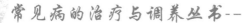

痛风病的治疗与调养

认识痛风病

痛风是一组嘌呤代谢紊乱所致的一种疾病,是细小针尖状的尿酸盐的慢性沉积,其临床表现为高尿酸盐结晶而引起的痛风性关节炎和关节畸形,周身局部会出现红、肿、热、痛的症状。

了解痛风病

什么是痛风病

　　痛风是一组嘌呤代谢紊乱所致的一种疾病，是细小针尖状的尿酸盐的慢性沉积，其临床表现为高尿酸盐结晶而引起的痛风性关节炎和关节畸形，周身局部会出现红、肿、热、痛的症状。

痛风可带来哪些后果

　　俗话说：痛风痛起来真要命。只有饱受痛风煎熬的人才会有如此深刻的体会。其实，痛风远不是这么简单，如不及时治疗，会引起痛风性肾炎、尿酸肾结石，以及性功能减退、高血压等多种并发症。

痛风是怎样形成的

　　血液中尿酸长期增高是痛风发生的关键原因。人体尿酸主要来源于两个方面：一是人体细胞内蛋白质分解代谢产生的核酸和其他嘌呤类化合物，经一些酶的作用而生成内源性尿酸；二是食物中所含的嘌呤类化合物、核酸及核蛋白成分，经过消化与吸收后，经一些酶的作用生成外源性尿酸。尿酸的生成是一个很复杂的过程，需要一些酶的参与。这些酶大致可分为促进尿酸合成的酶和抑制尿酸合成的酶。痛风就是由于各种因素导致这些酶的活性异常，例如促进尿酸合成酶的活性增强，抑制尿酸合成酶的活性减弱等，从而导致尿酸生成过多。或者由于各种因素导致肾脏排泄尿酸发生障碍，使尿酸在血液中聚积，产生高尿酸血症。高尿酸血症如长期存在，尿酸将以尿酸盐的形式沉积在关节、皮下组织及肾脏等部位，从而引起关节炎、皮下痛风结石、肾脏结石或痛风性肾病等一系列病症。

痛风的形成要经历哪几个阶段

痛风从最初到最后形成，一般可经历以下5个阶段：

（1）无症状性高尿酸血症。患者平日无临床症状，只是血液化验时发现尿酸浓度超过正常值。值得注意的是，并不是所有的高尿酸血症患者都会发展到痛风阶段，大约只有10%的高尿酸血症患者会出现痛风发作。有的人虽然终身血尿酸浓度偏高，但不会出现痛风症状，而痛风患者却一定是高尿酸血症患者。

（2）急性痛风性关节炎。在出现痛风的早期，高尿酸血症患者遇到特定的诱因，使尿酸盐结晶沉积在关节周围组织，引发急性剧烈的关节红、肿、热、痛症状。此期经治疗可迅速缓解，初发病者即使不用药物治疗也能自行缓解，症状持续时间较短,为数日或数周,病情较重者可持续数月。治疗越早,止痛效果越好,但以后可反复发作。

（3）间歇期痛风。急性痛风性关节炎发作后,往往一段时间内没有任何症状,称为痛风的间歇期。此期长短不一,从数月到数年,甚至 10 余年。有的仅发作 1~2 次后即终身不再发作,但大部分患者在 1~2 年内会有第二次发作,而且随着发作次数增多,病情加重,间歇期时间越来越短,发作频率增加,累及关节增多,最后形成痛风石。

（4）慢性痛风石性关节炎。痛风石是尿酸盐结晶沉积在关节内或关节周围组织,逐渐增多,形成突出于皮肤表面的黄白色结节。全身器官除脑部外,都可能有尿酸盐结晶沉积而形成痛风石。痛风石不一定疼痛,但最后可导致关节变形,影响外观及功能。

（5）痛风肾。痛风肾是痛风特征性的病理变化之一,是由高尿酸血症导致尿酸结晶沉积在肾脏所致,实际上包括尿酸盐肾病和尿酸性肾病两种病变。前者是指尿酸盐结晶沉积在肾脏间质所导致的病变,后者是指在肾集合管内有尿酸盐结晶沉积,比较少见,主要存在于恶性肿瘤、血液病等导致的急性尿酸生成过多和（或）尿酸排出过多的患者。两者均可引起肾脏的损害,

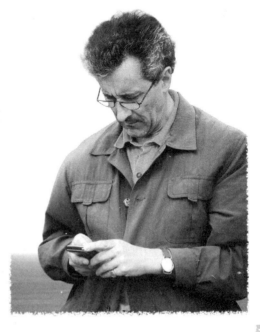

最后导致肾功能衰竭,危及生命。

痛风分为哪些类型

痛风可分为原发性痛风和继发性痛风两大类。原发性痛风除少数由于遗传因素导致体内某些酶缺陷外,大多都病因不明,并常伴有肥胖、高脂血症、高血压、冠心病、动脉硬化、糖尿病及甲状腺功能亢进等症。继发性痛风多继发于白血症、淋巴瘤、多发性骨髓瘤、溶血性贫血、真性红细胞增多症、恶性肿瘤、慢性肾功能不全、某些先天性代谢紊乱性疾病如糖原累积病Ⅰ型等症。某些药物如呋塞米(速尿)、乙胺丁醇、水杨酸类及烟酸等,均可引起继发性痛风。此外,酗酒、铅中毒、铍中毒及乳酸中毒等也可导致继发性痛风。临床诊疗中习惯把"原发性"省略,我们通常所说的"痛风"一般都指原发性痛风。

痛风是由哪些因素引发的

痛风发病的主要诱因是暴饮暴食,尤其是大量食用富含嘌呤的食物。所谓高嘌呤饮食主要与食物中嘌呤的含量和进食的总量有关,如豆制品中嘌呤含量虽不是最高的,但如进食过多也会诱发痛风。因此,不管食物中嘌呤含量是多少,适度进食才能减少痛风的发病率。其他诱因包括酗酒、创伤、外科手术、过度疲劳、精神紧张、受寒、服用某些药物(包括长期应用利尿药、吡嗪酰胺、水杨酸类药物以及降尿酸药物使用之初等)、食物过敏、饥饿、关节局部损伤、感染、遭受湿冷、穿鞋紧、走路多等。

痛风形成后会出现哪些症状

痛风是一组嘌呤代谢紊乱所致的慢性代谢紊乱疾病。其主要临床特点是体内尿酸产生过多或肾脏排泄尿酸减少，引起血中尿酸升高，形成高尿酸血症以及反复发作的痛风石沉积、痛风性关节炎等。症状为：突发关节红肿、疼痛剧烈，累及肢体远端单关节，特别是第一跖趾关节多见，常于 24 小时左右达到高峰，数日至数周内自行缓解。上述症状可反复发作，间歇期无明显症状，皮下可出现痛风石结节。随病程延续，受累关节会持续性肿痛，活动受限，出现有肾绞痛、血尿、排尿有结石、夜尿增多等症状。

痛风有没有遗传性

痛风是一种先天性代谢缺陷性疾病。调查显示，约 10%～25% 的痛风患者有家族史；在痛风患者的近亲中，患有高尿酸血症者可占 10%～25%。这就是说，痛风是可以遗传的。痛风遗传缺陷的本质和其他遗传性疾病一样，主要是基因突变。基因存在于人的细胞染色体上，它携带有遗传密码，对蛋白质及酶的合成起控制作用，从而影响机体的新陈代谢。痛风就是由于控制尿酸生成的一些酶的基因发生了突变，从而导致尿酸生成增多。痛风的遗传方式一般是常染色体显性遗传或常染色体隐性遗传，部分则为性联遗传，即 X 连锁隐性遗传。

痛风是否是终身性疾病

痛风与糖尿病一样，属于终身性疾病。痛风属于遗传缺陷引起的代谢性疾病，与饮食中蛋白质含量、生活习惯等因素密切相关，就目前的医学发展水平而言，痛风还不能彻底根治。临床上对痛风的治疗既要及时控制痛风性关节炎的急性发作，又要兼顾长期治疗高尿酸血症，以预防尿酸盐沉积造成的关节破坏及肾脏损害。但是，痛风是一种可以被有效控制的疾病，关键是做到坚持不懈地自我保养，辅以合理的药物治疗，使血尿酸保持在正常范围，并使痛风发作次数减少到最低限度，尽量延长痛风的间歇期，做到带病延年，与正常人一样的学习、工作和生活。

哪些人容易患痛风

痛风是一种代谢紊乱病，具有一定的遗传倾向，因此对于家族中有痛风史的人，应注意患有痛风的可能。除先天因素外，后天的因素也对痛风发生有很大的影响，从各方面分析，以下人群容易患痛风：

（1）从性别上来说，男人比女人易患痛风，男女发病比例为 20∶1。而且，女性患痛风的时间几乎都是在绝经以后，这可能与卵巢功能及性激素分泌的改变有一定的关系。

（2）从年龄上来说，年龄大的人比年轻的人易患痛风，通常痛风的发病年龄在 45 岁左右。不过，由于近年来人们生活水平普遍提高，营养过剩，运动减少，痛风正在向低龄化发展。现在 30 岁左右的痛风患者也很常见。

（3）从体重上来说，肥胖的中年男性，尤其是不爱运动、进食肉类蛋白质较多、营养过剩的人更易患痛风。

（4）从职业上来说，企事业干部、军人、教师、私营企业主等社会应酬较多和脑力劳动者易患痛风。

（5）从饮食上来说，进食高嘌呤饮食过多的人易患痛风，贪食肉类的人比素食的人易患痛风。另外，酗酒的人也易患痛风。

导致痛风患者年轻化是什么原因

专家调查指出，目前痛风初次发病年龄有明显年轻化的趋势，这主要是由以下因素造成的：

（1）摄入富含嘌呤类食物者迅速增多。随着社会的变革，人们的饮食结构发生明显的变化，尤其是 20～40 岁的人群，饮食中含高能量、高嘌呤类物质显著增加。高嘌呤食物主要有动物内脏、海鲜、肉类、豆类等。

（2）体态肥胖的年轻人不断增多。调查显示，在 40 岁以下的痛风患者中，约 85% 的人体重超重。由于工作繁忙等原因，在 40 岁以下的痛风人群中，多数人起居不规律，体力活动越来越少，出门坐车者增多，骑自行车、步行者渐少。生活富裕，又缺少足够的体育锻炼，肥胖是必然的趋势。研究结果证实，血尿酸水平与体重指数呈正比。

（3）与痛风相关疾病逐渐增多。近年在年轻人中，痛风的并发症明显增多，如高脂血症、高血压病、心血管疾病、糖尿病等。这些疾病和痛风一样也被称做"富贵病"，与饮食结构密切相关。此类疾病往往通过不同机制影响尿酸的代谢。

体内三酰甘油的升高除影响嘌呤运转外，还能阻止尿酸从肾脏排泄。高血压病、心血管病及糖尿病均可使肾脏发生病变，影响尿酸在肾中的滤过及排泄，使体内尿酸水平升高而发生痛风。

青少年痛风的特点是什么

青少年痛风是指发病年龄在 30 岁以下者，多见于男性，而 10 岁以下患者较为少见。青少年痛风患者主要具有以下特点：

（1）大多有家族史，阳性率高达 70％以上，远远超过一般痛风患者 15％～20％的阳性率。

（2）病情较重，血尿酸水平较高，且尿酸排出量大多增加，提示体内尿酸生成明显增多。

（3）绝大多数患者为继发性痛风，多为先天性酶缺陷或由白血病、淋巴瘤、恶性肿瘤等疾病引起。

（4）以痛风肾或尿酸肾结石为多见，肾功能损害严重，容易发展为肾功能衰竭或感染而危及生命。

（5）痛风性关节炎出现相对较晚，但比较严重，疼痛剧烈，发作频繁，甚至持续性发作。

（6）治疗效果不理想，病死率较高。

老年性痛风的特点是什么

痛风是一种较为常见的老年病，老年人患痛风主要有以下特点：

（1）老年慢性痛风患者主要存在多基因遗传性肾脏排尿酸障碍，其次是多基因遗传性尿酸产生过多。

（2）继发性痛风较多，且女性患者比例逐渐增多。由于雌激素的作用，肾脏对尿酸的清除率较高，故处于生育期妇女尿酸值明显低于同龄男性。当女性进入老年期后，由于体内雌激素水平明显降低，因此减少了对尿酸的排泄，发生痛风者相应增多并接近男性。

（3）老年痛风患者在发病早期就多半会发生痛风石，且经常长在非典型部位。

（4）老年性痛风容易影响手部小关节，并很难与骨性关节炎区别，关节边缘的侵入性和骨溶解是痛风的特征性改变。

（5）老年痛风患者经常并发多种慢性疾病，如肥胖、高血压、冠心病、高血脂和糖尿病等。在治疗时可能与原发病发生矛盾，特别是老年人易发生泌尿系统感染，更容易形成肾结石。

（6）老年性痛风很少发生强烈的关节疼痛，以钝痛的慢性关节炎较多见，极易与其他骨关节炎混淆。

由痛风引发的各种并发症

高尿酸血症

什么是高尿酸血症

体液中的尿酸98％以钠盐的形式存在，在体温37℃、pH值为7.4的生理条件下，尿酸的最大溶解度为380微摩／升。血液中尿酸浓度取决于尿酸生成和排泄之间的平衡，实验室检查血尿酸正常值的范围为149～416微摩／升。当血液中尿酸钠的浓度高于416微摩／升时，即为高尿酸血症。

引发高尿酸血症的原因是什么

从病因上看，导致尿酸生成增多和（或）使尿酸排泄减少，主要有遗传缺陷、相关疾病、药物及饮食习惯等因素，它们都是导致高尿酸血症甚至痛风的"罪魁祸首"。在原发性痛风中，因尿酸生成增多导致痛风的只占10％左右，而尿酸排泄障碍所致者则高达90％。在继发性痛风中，尿酸生成增多和排泄减少往往同时存在，只是在不同的情况下两者所占的比例不同，但一般尿酸生成增多所占的比例更大一些，为

50％～60％。

高尿酸血症是否会发展成痛风

当尿酸盐在血液中达到饱和状态时，即为高尿酸血症。此时，在某些条件如受寒、劳累、酗酒、饮食不节等影响下，尿酸盐可从血液中滤出，形成尿酸盐结晶，沉积在人体关节、软骨、肾脏等部位，引起相应的病症如痛风性关节炎、痛风石、关节畸形、痛风性肾病等。因此，高尿酸血症是痛风的重要生化基础，也是诊断痛风和判断痛风疗效、预后的重要指标。

但是，高尿酸血症并不等同于痛风。高尿酸血症患者在没有出现痛风症状时，可称为无症状性高尿酸血症，并可在少数人身上终身存在。因此，有高尿酸血症者，不一定全部发展成痛风。据研究，只有5％～12％的高尿酸血症患者最终发展为痛风，绝大多数患者终身不发作。无痛风发作的高尿酸血症患者，是由于高尿酸血症的程度和持续时间没有达到一定程度，这可能是各种药物和饮食因素而造成暂时性高尿酸血症，只要消除这些因素就可以恢复正常。

高尿酸血症对肾脏会造成怎样的危害

高尿酸血症形成后，对肾脏的危害有以下几种情况：

（1）慢性尿酸性肾病。此病又称原发性尿酸性肾病或尿酸盐性肾病，主要是由于尿酸盐沉积于肾组织，引起慢性进行性间质性肾炎，受损部位是肾间质和肾小管，以髓质病变最为严重。

（2）急性尿酸性肾病。短期内血尿酸明显增高，尿酸结晶在肾集合管、肾盂、肾盏及输尿管迅速沉积发生梗阻。此病多发于一些疾病，如白血病、淋巴瘤等的化疗或放疗时，或实质脏器瘤广泛转移，核酸分解引起尿酸增高。此外，当原发性高尿酸血症患者服用大剂量药物增加尿酸排泄物时，也可诱发急性尿酸性肾病。

（3）尿酸性结石。尿酸比尿酸盐溶解度低，84％的结石为单纯尿酸，还含有草酸钙、磷酸钙及碳酸钙。尿酸结石的产生取决于低尿量、低 pH 值尿和高尿酸尿等因素。

为什么说不可轻视无症状性高尿酸血症

无症状性高尿酸血症的危害在于痛风发作，或最终发生肾结石。高尿酸血症患者发生痛风的可能性，大致和血清尿酸水平增高的程度成正比。调查显示，在青春期开始有高尿酸血症的男性，到第一次痛风发作之间的间隔一般为 20～25 年或更长。然而，这并不意味着要对所有高尿酸血症患者都

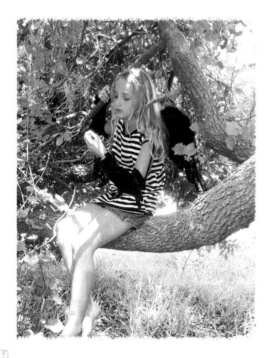

给予预防性的治疗。一般来说，对无症状性高尿酸血症无须治疗，但也不可忽视，因为高尿酸血症毕竟是不正常的，持久的高血尿酸，有可能造成尿酸结晶和尿酸盐结晶在肾盂、输尿管或肾小管及肾间质沉积，造成肾损害，引起肾结石。所以应该寻找高血尿酸的原因，如利尿药、降压药、化疗药等药物因素及肾病、血液

病、糖尿病等病理因素，同时应避免高嘌呤及高热量饮食、酗酒、过度疲劳、精神紧张、创伤、湿冷等诱发因素。降低血尿酸对患者具有积极意义。需要注意的是，如果患者有痛风家族史或出现痛风症状，或不明原因持续高血尿酸，则应考虑治疗。

影响肾脏排泄尿酸的原因有哪些

通常情况下，影响肾脏对尿酸排泄的因素主要有以下几种：

（1）细胞外液量。当细胞外液量增多时，近端肾小管对尿酸的重吸收减少而分泌增加，使尿酸的排出量增加，血尿酸降低。如细胞外液量减少时，近端肾小管周围毛细血管内胶体渗透压升高，尿酸的重吸收增加，分泌量无变化，尿酸排出量减少，血尿酸升高。

（2）年龄。小儿肾脏对尿酸的转运功能尚未完善，尤其是重吸收功能极低，故血尿酸水平较低。随年龄增长，肾脏功能逐步完善，至成年时血尿酸排泄达到正常水平。

（3）pH 值。尿酸溶解度与血、尿的 pH 值密切相关。生理状况下血 pH 值为 7.35 ~ 7.45，此时尿酸盐的最高溶解度为 420 微摩／升，血尿酸浓度超过 500 微摩／升时，将沉积于组织。尿 pH 值影响因素多，变化较大，当尿 pH 值高于 7.0 时，尿酸盐最高溶解度为 12000 微摩／升，如尿 pH 值为 4.5 ~ 5.0 时，尿酸呈非离子游离形式，溶解度明显降低，仅为 900 微摩／升，易形成尿酸性结石。

（4）酸中毒。无论是代谢性酸中毒、呼吸性酸中毒、高乳酸血症，还是糖尿病酮症酸中毒，均可使体内有机酸增高，能直接抑制肾小管对尿酸盐的排泄，故使尿酸的排泄减少，血尿酸升高。

（5）激素。血管紧张素、去甲肾上腺素可收缩肾血管，使肾血流量减少，尿酸清除率降低，引起血尿酸升高；而糖皮质激素、盐皮质激素、雌激素可使尿酸排泄增多，血尿酸降低，故女性高尿酸血症患者几乎都出现于更年期后。

（6）药物。使血尿酸升高的药物主要有小剂量的水杨酸、乙醇、甘露醇等，使血尿酸降低的药物主要有大剂量的水杨酸、维生素 C、造影剂和某些利尿剂等。

痛风石

什么是痛风石

在痛风患者的发病过程中，会出现一种坚硬如石的结节，称为"痛风石"，又名痛风结节。这种尿酸钠结晶沉积于软组织，引起慢性炎症及纤维组织增生形成结节肿。痛风石最常见于耳轮处，也多发生于拇趾的第一跖趾关节、指、腕、肘及膝关节等处，少数患者可出现在鼻软骨、舌、声带、眼睑、主动脉、心瓣膜、心肌、阴茎处。而躯干大关节，如肩、胸、背、腰等处则较为少见。痛风石大小不一，小的如芝麻，大的如鸡蛋。

痛风石形成的原因是什么

痛风石是由于人体血液中的尿酸浓度太高，尿酸盐在过饱和状态下以结晶的形式沉积于软骨、滑膜、肌腱、关节或关节周围的皮下软组织中,从而形成的黄白色结节。

一般认为,痛风患者发病的年龄越小、病程越长、血尿酸水平越高、关节炎发作越频繁,就越容易出现痛风石,并且痛风石出现得也越早、越快、越大。当血尿酸不超过 480 微摩／升时,几乎没有痛风患者出现痛风石,而当血尿酸水平超过 540 微摩／升时,大约 50% 的患者会出现痛风石。同时,高尿酸血症持续时间越长,越容易出现痛风石。

痛风石引起的症状是怎样的

痛风石外观为突起于皮面的圆形结节。初次发生的痛风石,表面皮肤呈黄白色,质度中等,一般没有明显的压痛和波动感,大的如白果,小的如绿豆。随着病情的发展和病史的延长,痛风石可逐渐增大,数目也可由最初的 1～2 个逐渐增多至几十个,并波及多个关节周围。时间长久的痛风石,会使其表面皮肤由黄白色转

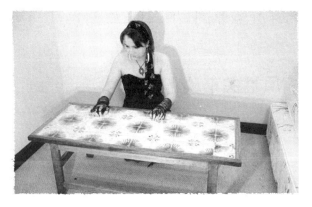

为黄褐色或褐色,质地也更硬。痛风石逐渐增大后,其外表皮肤可能变薄溃破,形成瘘管,排出白色的尿酸盐结晶物,经久不愈。由于尿酸有抑制细菌的作用,继发感染少见。发生在手足肌腱附近的结石,常影响关节活动,有时需手术治疗。

痛风石对人体有哪些危害

对于首次发现的较小的痛风石,经过积极治疗,可使血

尿酸长期控制在正常范围内,痛风石有望消散。但长期存在的痛风石,不仅不会消散,数量还会越来越多。这是由于发生纤维化和钙化,质地也将变大变硬,需要手术才能治疗。

随着痛风石的增多、增大,尿酸盐结晶逐渐增多,内压增高,常常会使局部皮肤膨胀、紧张、发亮,加上尿酸盐结晶的侵蚀作用,会使皮肤的完整结构受到破坏,抗牵拉性能下降,覆盖在痛风石上的皮肤一旦经摩擦、受压、受冻或创伤可发生溃烂,有白色的尿酸盐结晶从破溃处漏出,流出的尿酸盐结晶可通过偏光显微镜查见。破溃处可形成瘘管,瘘管周围组织由于尿酸盐结晶的刺激而呈慢性炎症性肉芽肿。另外,破溃处因创口开放,可继发细菌感染,形成慢性化脓性病灶。破溃处由于血液循环差,细胞再生能力弱,加上感染和慢性肉芽肿等原因,难以自行愈合。

痛风性关节炎

什么是痛风性关节炎

痛风性关节炎是由于血尿酸超过生理状况下的饱和度,尿酸盐在关节及其周围组织中沉积,刺激关节并引起一系列炎症反应所造成的关节疾病。

痛风性关节炎有何症状

痛风性关节炎可分为急性痛风性关节炎和慢性痛风性关节炎。急性痛风性关节炎发作骤然,症状明显,疼痛剧烈,部位集中,受累关节表现为红、热、肿、胀,持续时间较短,严重者可达数周,可自行缓解,不留后遗症。急性症状缓解后进入无症状期,又称痛风间歇期。进入间歇期后,患者可因为高嘌呤饮食、劳累、外伤等诱因再次发作,如病情反复,关节受损,且受累关节增加,最后转为慢性痛风性关节炎。慢性痛风性关节炎往往不可恢复,关节损害不断加重,出现关节畸形和活动障碍。急性和慢性痛风性关节炎有密切联系,均属于痛风病程中不同阶段的表现,后者损害更为严重,前者往往最终发展为后者。

人体哪些部位容易发生痛风性关节炎

资料显示,脚趾及趾关节是痛风性关节炎最常发的部位,其中又以脚拇趾关节最为常见,其次为跗、踝、跟、手指关节,再次为掌指关节及腕、肘、膝关节等。较大的关节如髋、肩、骶髂等关节受累机会较少,而下颌、胸锁、脊柱、胸肋等关节发生痛风性关节炎则更为少见。

痛风性关节炎主要侵犯手、脚、踝、腕等人体末端的小关节,而躯干部位的关节较少发生痛风性关节炎。这是因为,末端小关节皮下脂肪很少,血液循环差,皮肤湿度较躯干部位低,血尿酸易于沉积。另外,末端小关节由于血循环较差,组织相对缺氧,局部酸碱度稍低,亦有利于尿酸沉积。躯干部位的关节如髋、骶、脊柱、胸肋等,局部均有肌肉及较多的脂肪组织包围,温度比四肢末端的小关节高,血管也较丰富,血循环较末端关节好,局部酸碱度适宜,因而尿酸不易沉积,发生痛风性关节炎及痛风石的机会则相对减少。

由痛风引起的并发症有哪些

痛风患者多数有一种或多种并发症，常见的有以下几种：

（1）高血压病：痛风患者常伴有高血压病。研究表明，高尿酸血症与高血压病可能有相关性，并认为高尿酸血症是诱发高血压的一个危险因子，有高尿酸血症者易患高血压病。其原因尚不清楚，可能是痛风本身的反应，也可能与高胰岛素血症有关。

（2）高脂血症。高脂血症或高三酰甘油血症明显与血尿酸增高有关。调查显示，痛风患者 75％～80％伴有高脂血症，而高脂血症患者 60％～80％伴有高尿酸血症。血尿酸与三酰甘油数值有显著的正相关。

（3）糖尿病。痛风患者常并发糖尿病。资料显示，痛风伴糖尿病者可达 18.6％。痛风与糖尿病两者有许多共同的影响因素，如年龄、肥胖等。人类尿酸值像血糖一样，随着年龄的增加而有升高倾向。有学者认为过高的血尿酸浓度可直接损害胰岛 β 细胞，而诱发糖尿病，甚至部分痛风患者存在胰岛素抗体加重糖尿病的现象。

（4）肥胖症。痛风多见于肥胖者。肥胖引起高尿酸血症可能与人体内分泌系统紊乱或酮生成过多抑制尿酸排泄有关。肥胖者对能量摄入增多，嘌呤代谢加速，也可导致血尿酸浓度增高。

（5）冠心病。资料显示，痛风伴冠心病者约为 15.6％。有学者将高尿酸血症视为诱发冠心病的危险因素之一，甚至有人称之为"痛风性"心脏病。

胰岛素抵抗与痛风有什么关系

胰岛素抵抗是指胰岛素作用的靶器官对胰岛素作用的敏感性下降，即正常剂量的胰岛素产生低于正常生物学效应的一种状态。

专家研究表明，痛风和高尿酸患者并发高血压病、2型糖尿病，发生胰岛素抵抗综合征的概率要远高于正常人群。目前已证实，痛风与高尿酸血症是胰岛素抵抗综合征的组成之一，胰岛素抵抗是高尿酸血症的发病原因之一，这可能与下列因素有关：

（1）胰岛素抵抗可引起高胰岛素血症，而胰岛素本身既可以促进尿酸合成，又可以抑制尿酸排泄。

（2）胰岛素抵抗可引起肾素—血管紧张素系统亢进，而血管紧张素Ⅱ可减少肾血流量，从而抑制尿酸排泄。

（3）胰岛素抵抗可引起交感—肾上腺髓质兴奋，而儿茶酚胺既可提高嘌呤碱基的转换率，增加尿酸合成，又可以抑制尿酸排泄。

（4）胰岛素抵抗有加重氧化应激，促进尿酸合成等作用。

心脑血管疾病与痛风有什么关系

痛风与胰岛素抵抗有着密切的关系，而胰岛素抵抗又是引发心脑血管疾病的重要因素，所以痛风与心脑血管疾病有着非常密切的联系。痛风患者合并冠心病、脑卒中等病的概率明显高于正常人群。资料显示，高尿酸血症患者冠心病发病率为3.2%～6.3%，脑梗死发病率为0.46%。痛风患者并发冠心病者为22.1%，并发脑梗死者为0.68%。研究发现，痛风患者，尤其是并发冠心病、高血压的患者，当病程较长、血尿酸水平较高时，会有较多的尿酸盐结晶在心肌沉积，甚至引起尿酸性心脏病。在动脉壁、心瓣膜等处也会有尿酸盐结晶沉积。

心脑血管疾病患者很容易出现高尿酸血症或痛风。国内资料显示，100例因动脉硬化而发生急性脑血管病的患者，42%存在高尿酸血症。另有资料显示，高尿酸血症是慢性心力衰竭死亡的独立危险因素，降低血尿酸有利于改善慢性心力衰竭的预后。

痛风为什么会致残

据统计，90%以上的痛风患者会有不同程度的痛风结石形成，其中约有1/3的患者会发生结石破溃，且几乎所有的结石破溃者因保养不当而最终截肢致残。

一般来说，初发的单个小痛风石对身体尚不会造成多大的影响。但如果病情不断地发展，痛风石便会随之逐渐增大，数目也会增多。在关节周围的痛风石，尤其是手、足的指关节、趾关节、踝关节、足跟等部位，会影响关节的活动从而造成工作与生活上的不便。一般来说，痛风石越大，数目越多，对关节的影响就越严重。痛风石一旦出现，若不给予适当的治疗，非但不能自行消退，而且会随着疾病的迁延而逐渐扩大。

痛风石对患者的危害还与它发生的部位有关。例如长在耳郭的痛风石对四肢的活动就毫无影响，而手指关节处的痛风石则可使手的活动明显受限，足趾及踝关节部位的痛风石则严重影响行走。较大的痛风石需要手术切除整形，方可使关节活动恢复正常。

对痛风石若长期不进行治疗还会自行破溃，尿酸结晶就会破皮而出。由于尿酸沉淀的腐蚀作用，久不收口，使患者痛苦不堪。破溃处还很容易发生细菌感染，进而引发局部的溃烂化脓，最终不得不因感染无法控制而被迫切除手指、脚趾等。因为如不及时采取措施，患者很容易因溃烂化脓导致败血症或脓毒血症而死亡。

形成痛风致死可能有哪些情况

单纯的高尿酸血症及一般的痛风性关节炎发作，本身不会直接造成患者的死亡。下列几种情况才是引起痛风患者死亡的原因：

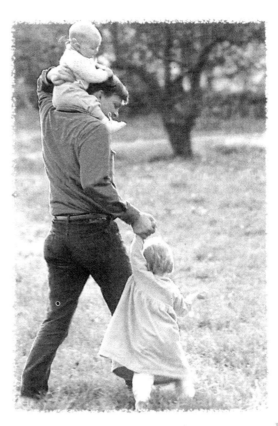

（1）皮肤的痛风石破溃后未及时采取治疗措施，又不注意清洁卫生，结果造成细菌感染，蔓延到血内引起菌血症和败血症而致死，这种情况十分常见。

（2）痛风造成肾脏病

变，肾功能受到损害，最后发展为慢性肾功能衰竭和尿毒症致死。它占死亡原因的 20％～30％。极少数痛风患者在痛风急性发作时血尿酸明显升高，可在短期内发生急性肾功能衰竭而导致死亡。

（3）痛风性肾结石或肾盂积水、膀胱结石等容易引起顽固性泌尿系统感染，尤其是肾盂肾炎，有时由于未及时治疗而引起脓肾或坏死性肾乳头炎、败血症等而致死。

（4）痛风的并发症，如高血压、动脉硬化、冠心病、糖尿病等也是重要的死亡原因，例如脑卒中、心肌梗死、心力衰竭以及致命性心律紊乱引起的一些急、慢性并发症等。这些并存的疾病在痛风患者的死亡原因中也占有一定的比例。

容易和痛风混淆的一些疾病

继发性痛风与原发性痛风

什么是继发性痛风和原发性痛风

继发性痛风是由于患了其他疾病，或服用了某种药物，破坏了人体内尿酸代谢的平衡，引起尿酸的生成、增多，或尿酸排出减少，最终导致血尿酸增加，而发生的痛风。由原发性高尿酸血症引起的痛风即称为原发性痛风，临床上一般所说的痛风多指原发性痛风。

两者的区别在哪里

继发性痛风和原发性痛风区别主要体现在以下几方面：

（1）继发性痛风以儿童、青少年、女性和老年人多见，而原发性多见于 40～50 岁的中年男性。

（2）继发性痛风的高尿酸血症一般比原发者更明显，而原发性痛风患者的尿酸水平较继发性痛风波动更大，尤其是急性痛风性关节炎发作后，可明显降低甚至接近正常。

（3）继发性痛风尿酸结石发生率高。

（4）继发性痛风的关节炎症状往往不如原发者典型，而且容易被原发病的表现掩盖。

（5）继发性痛风由于病情普遍较重，寿命短，各种慢性表现比较少见或不典型。

痛风与假性痛风

什么是假性痛风和真性痛风

假性痛风指的是焦磷酸钙双水化物结晶沉着于关节软骨所致的疾病。由于它是在研究痛风的关节液时被发现的，故称为假性痛风。真性痛风是指通过一般诊断和症状，明确该病已经存在。

假性痛风的特点是什么

真假性痛风男女发病率虽相似，但前者 40 岁以下发病者少见，老年人群中，年龄越大患病率越高。

假性痛风急性发作时会突然起病，关节呈红、肿、热、痛的表现，关节腔内常有积液。常为单个关节急性发作。最多发生于膝关节及其他常见的髋、踝、肩、肘、腕等大关节，偶尔累及指、趾关节，但很少像痛风那样侵犯拇趾。慢性的可侵犯多关节，呈对称性，进展缓慢，与骨关节炎相似。假性痛风的临床表现与痛风相似，但较轻，四肢小关节较少受累，而痛风好发于四肢小关节。急性发作时红细胞沉降率（血沉）增快，白细胞增高，血尿酸值不高，关节液中可发现焦磷酸钙双水化物结晶，X 线片上可见关节软骨早点状和线状钙化斑。

怎样区分急性痛风性关节炎与丹毒

不少急性痛风关节炎因关节红肿明显容易被误诊为丹毒。丹毒为链球菌感染所致，沿淋巴管走行，局部皮肤为鲜红色，周围边界清楚，累及关节时关节处压痛并非重点；患者多有发热，白细胞升高；关节腔滑囊中无尿酸盐结晶，血尿酸不高。而痛风性关节炎肿胀以关节为中心，压痛点以关节处最重，关节腔滑囊液中有尿酸盐结晶，血尿酸增高。

怎样区分痛风性关节炎与风湿性关节炎

痛风性关节炎与风湿性关节炎虽有某些相似之处，却是性质完全不同的两种关节炎。通过下列几点的比较，可以很明确地把两者区别开来：

（1）风湿性关节炎是由于感染了溶血性链球菌后，引起全身变态反应性结缔组织病，包括心脏损害，如风湿性心肌炎、风湿性心脏瓣膜病等。

（2）风湿性关节炎多发于青少年。一般人往往把关节长期负荷过重、受寒、疲劳引起的关节痛称之为风湿性关节炎是错误的。这种关节痛往往是由于关节慢性劳损或关节周围的韧带、肌腱等组织发生了退行性变化而引起的。

（3）风湿性关节炎发作的特点是多发性的大关节红、肿、热、痛，主要侵犯膝关节、髋关节、肘及踝关节等，往往呈游走性发作的特点，此点和痛风性关节炎完全不同。

（4）风湿性关节炎血尿酸检查正常，而红细胞沉降率（血沉）加快、抗"O"升高。

痛风病的治疗与调养

（5）风湿性关节炎用秋水仙碱治疗无效，用阿司匹林、皮质激素［例如泼尼松（强的松）］及青霉素治疗有明显效果，而痛风用秋水仙碱治疗有明显的效果。

（6）风湿性关节炎发作期一般比较长，可持续1个月左右，而痛风性关节炎发作一般持续1周左右，有的则只持续4～5天。仅有极少数的痛风性关节炎急性发作可持续1个月以上。

痛风性关节炎与类风湿关节炎的区别在哪里

痛风性关节炎，尤其是慢性痛风性关节炎易与类风湿关节炎相混淆，在治疗前应注意鉴别。通过下列几点的比较，可以很明确地把两者区别开来：

（1）痛风性关节炎患者绝大多数为男性，50岁以上多见，而类风湿关节炎大多数发病于20～40岁的女性。

（2）痛风性关节炎患者的关节受累部位以趾关节、踝关节多见，表现为红、肿、热、痛，而类风湿关节炎以手指关节、掌指、腕关节多见，表现为肿痛，但很少发红、发热。

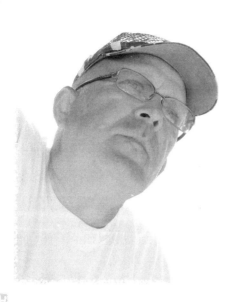

（3）痛风性关节炎患者血尿酸水平升高，而类风湿关节炎患者则正常。

（4）痛风性关节炎患者受累关节变形不对称，可出现痛风性结节，可破溃流出白色尿酸结晶，而类风湿关节炎患者受累关节多呈梭状肿胀，常常伴有晨僵现象，可出现类风湿性结节，但不破溃。

（5）痛风性关节炎常合并高血压、高血脂、动脉硬化、糖尿病，常伴有尿酸性肾病及肾结石，而类风湿关节炎常伴有风湿性血管炎、心包炎、胸膜炎等，但肾脏病变很少见。

（6）痛风性关节炎患者服用秋水仙碱治疗效果显著，而对于类风湿关节炎则无明显效果。

急性痛风性关节炎与创伤性关节炎的区别在哪里

急性痛风性关节炎初次发作时，极易与创伤性关节炎相混淆，但后者一般都有较严重的外伤史，患者血尿酸不高，关节腔滑囊液检查无尿酸盐结晶，可无致病菌，可有红细胞、白细胞；如果外伤引起破溃，可能出现化脓性关节炎。

急性痛风性关节炎与化脓性关节炎有什么区别

急性痛风性关节炎初次发作时，也极易与化脓性关节炎相混淆，但后者经关节腔穿刺后，关节腔滑囊液检查没有尿酸盐结晶，可含有大量白细胞，关节腔滑囊液培养可以发现致病菌。

急性痛风性关节炎与蜂窝织炎的区别在哪里

关节周围的蜂窝织炎主要表现为关节周围软组织明显红肿，与急性痛风发作时极为相似，极易误诊。但蜂窝织炎多伴有发热、畏寒等较为突出的全身症状,关节疼痛往往不如痛风显著,周围血细胞可以明显升高,但血尿酸正常。

急性痛风性关节炎与淋病性关节炎区别在哪里

淋病性关节炎急性发作期可侵犯蹠趾关节,临床表现也与急性痛风较为相似,但淋病性关节炎有冶游史和淋病尿道症状表现,关节腔滑囊液中可查见淋球菌或细菌培养阳性,无尿酸盐结晶,血尿酸值不升高,用青霉素、环丙沙星等抗生素治疗有明显疗效。

痛风性关节炎与银屑病关节炎的区别在哪里

银屑病关节炎即牛皮癣关节炎,常常累及患者远端指(趾)间关节、掌指关节、蹠趾关节,少数可累及骶髂关节和脊柱关节,主要表现为非对称性关节炎,可出现晨僵现象,并可伴有关节破损残废,关节间隙增宽,指(趾)端骨质吸收,有20%的患者可以出现血尿酸增高,与痛风容易混淆,在临床诊断时应注意鉴别。

银屑病关节炎发病年龄多在 20~50 岁,无性别差异,大部分患者先有银屑病,数年后才患有银屑病性关节炎。银屑病性关节炎分为周围性关节炎和强直性脊柱炎,与痛风性关节炎易混淆的是周围性关节炎。此类关节炎的发作通常表现为急性痛风样发作,大足趾等关节出现单关节或小关节滑膜炎,并常有血尿酸增高。因此,要与痛风性关节炎相区别,其主要的鉴别点在于银屑病性关节炎在皮肤上有寻常型、脓疱型、红皮病型 3 型的皮损表现,有相关的银屑病病史,在关节积液中无双折射性尿酸盐结晶。

痛风性关节炎与骨性关节炎的区别在哪里

约有 5% 的骨性关节炎易误诊为痛风性关节炎。骨性关节炎多见于中老年女性,是一种累及全身关节的退行性病变,是由于创伤、肥胖、代谢及遗传等因素造成的,临床表现主要有骨质增生、关节肿胀疼痛等。它与痛风性关节炎的区别主要有以下几点:

(1)发病者多为中老年女性。

(2)可累及全身关节,但以远端指间关节、第一掌指关节、蹠趾关节、颈腰椎为最常见。受累关节多有晨僵,多为钝痛,活动后加重。

(3)X 线片检查有关节面的硬化、变形,关节边缘增生,骨赘剥离和软骨下囊变现象,与痛风骨皮质翘突样改变不同。

(4)无血尿酸升高,无尿酸性结石形成。

痛风与骨肿瘤的区别在哪里

由于痛风时尿酸盐在骨内沉积,多处骨质穿凿样缺损可致骨折,加上痛风结节肿胀畸形,因此易误诊为骨肿瘤而截指(趾)或截肢。但骨肿瘤病程较长而持续,无自行缓解间歇期,无发作性关节红肿剧痛及明显高尿酸血症,对组织活检即可将两者鉴别。

痛风性肾病与慢性肾炎有什么区别

痛风性肾病和慢性肾炎在临床表现上有许多相似之处，例如两者都可出现水肿、高血压、贫血，尿液检查都可发现蛋白等。如果痛风病患者仅仅表现为痛风性肾病，而无痛风性关节炎的发作史，则往往会被误诊为慢性肾炎。它们之间主要有如下区别：

（1）痛风性肾病主要见于40岁以上的中老年人，尤其是体形较胖者，而慢性肾炎则多见于青壮年，老年人很少见。痛风性肾病以男性居多，而慢性肾炎在性别上无明显差异。

（2）痛风性肾病常有家族史及小关节痛发作史，尤其是在耳郭及小关节皮下可出现痛风结节，而慢性肾炎一般没有家族史，即使继发高尿酸血症，也很少出现痛风性关节炎及皮下痛风结节。

（3）痛风性肾病的患者容易发生肾脏结石，而且往往是多发或者双肾发生，而慢性肾炎发生肾脏结石的机会概率正常时，则血尿酸升高，尿尿酸排出量也可升高，而慢性肾炎患者功能正常时，则血、尿中的尿酸量处于正常水平。

（4）痛风性肾病有关自身免疫的实验室检查一般为正常，而慢性肾炎属自身免疫性肾脏炎症病变，实验室检查可发现一些自身免疫指标的异常结果。

痛风性尿路结石与非痛风性尿路结石有什么区别

尿路结石（包括肾脏、输尿管、膀胱和尿道）的原因很多，痛风引起的尿路结石约占全部尿路结石的10%。由于两者在临床上都可出现血尿、疼痛、排尿异常等表现，所以容易混淆。痛风性尿路结石与非痛风性尿路结石的区别主要有以下几点：

（1）结石成分不同。痛风性尿路结石主要由尿酸盐组成，仅少数含有钙盐成分。而非痛风性尿路结石主要由磷酸盐、草酸盐等组成。

（2）结石分布不同。痛风性尿路结石以多发和双侧性为常见，而非痛风性尿路结石不一定，单发者并不在少数。

（3）形成条件不同。痛风性尿路结石易在酸性尿中形成，而非痛风性尿路结石易在偏碱性尿中形成，钙盐结石尤其如此。

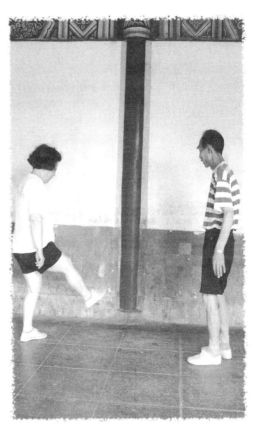

（4）肾脏受损情况不同。痛风性尿路结石患者几乎均同时伴有不同程度的痛风性肾病，而非痛风性尿路结石患者引起双侧肾脏实质受损者较为少见。

怎样区分尿酸性尿路结石肾绞痛与急腹症

尿酸性尿路结石肾绞痛有哪些症状

（1）血尿。尿酸性尿路结石的临床表现和非痛风患者尿路结石的临床表现完全一样，主要有血尿、疼痛、排尿异常及其他表现等几个方面。无论是肾结石、输尿管或膀胱结石，均可因结石损伤尿路而引起血尿，多表现为发作性、肉眼可见的血尿，有时则需要作显微镜检查才可发现血尿。

（2）发作性疼痛为尿路结石的另一特征。疼痛常突然发作，呈绞痛性质。疼痛部位常在两侧肾区、下腹区、膀胱区及会阴部，视结石的部位而定可向大腿内外侧放射，严重时患者常不能忍受，伴大汗淋漓、面色苍白、心动过速和血尿，痛甚者可发生休克。疼痛发作往往是由于结石移动引起。在移动过程中常损伤尿道黏膜，同时出现血尿。因此，发作性肾绞痛伴血尿被认为是结石的典型临床表现，是诊断的重要依据。

（3）膀胱及尿道结石阻塞尿道及对膀胱黏膜的刺激而出现尿潴留、排尿中断、尿频及排尿不畅等症状。如合并有尿路感染，则尿路刺激症状更为明显。尿检查可发现大量脓细胞，尿培养可有致病细菌生长。当结石梗阻造成肾盂及输尿管积水时，如积水为轻度，可无临床症状；如果积水量大，则患者有腰酸和肾区不适的感觉。双侧肾盂大量积水，可导致肾功能减退。双侧多发性肾结石也可影响肾功能，严重时则可引起氮质血症或尿毒症。但痛风患者单纯由于尿路结石引起肾功能衰竭和尿毒症者还较为少见。

急腹症有哪些症状

急腹症是以急性腹痛为突出表现，需要紧急处理的腹部疾患的总称，其发病急、进展快、变化多、病情重，一旦延误诊断，抢救不及时，就可造成患者严重危害和生命危险。急腹症

可由以下 6 种情况造成,而且各种情况因病理变化不同,临床症状也各有不同:

(1)炎症性急腹症。起病慢,腹痛由轻转重,呈持续性。病变部位有压痛、肌紧张、反跳痛等腹膜刺激征,且局限于病变局部,可随病变加重而逐渐扩展范围。体温升高,脉搏加快。

(2)穿孔性急腹症。腹痛多突然发生或突然加重,呈持续性剧痛,常伴有休克。腹膜刺激征明显,肠鸣音减弱或消失,可有气腹或腹腔渗出液。

(3)梗阻性或狭窄性急腹症。起病急骤,腹痛加剧,呈绞痛性。腹痛中间有间歇期隐痛,常呈渐进性阵发性加重。机械性肠梗阻有气过水音、金属音,伴有呕吐、腹胀,早期可无腹膜刺激征。

(4)脏器扭转性急腹症。起病急,腹痛剧烈,常伴有轻度休克。腹痛呈持续性阵发性加重,可按到明显的包块,触痛明显。早期可无腹膜刺激征,随着脏器坏死的发生可出现中毒症状或中毒性休克。

(5)出血性急腹症。如实质性脏器自发性或病理性破裂出血。腹痛较炎症性轻,呈持续性,腹膜刺激征轻。有面色苍白、冷汗、手足凉、脉细数等失血性休克等征象。腹腔内有移动性浊音,腹腔穿刺抽出不凝固血液。进行性血红蛋白减少和红细胞计数减少。

(6)损伤性急腹症。包括空腔脏器和实质性脏器损伤。由于损伤脏器不同及损伤程度不同,其表现特点各异。当空腔脏器损伤,如胃、肠破裂,其内容物流入腹腔,常引起严重腹膜炎;实质性脏器破裂,如肝、脾破裂,可造成腹腔内出血,出现失血性休克。

由此看出，急腹症一般比尿路结石（包括尿酸性尿路结石）急性发作的情况严重。但在特定情况下，尿路结石患者也会发生急腹症，所以必须认真加以区别。

痛风病的治疗与调养

痛风病的治疗

应在清晨空腹状态下抽血送检，饱食后尤其是进食高嘌呤食物后可使血尿酸明显升高，故检测血尿酸前 3 天内应避免进食高嘌呤食物及饮酒。

诊断痛风须做的各项医疗检查

测定血尿酸对诊断痛风有哪些作用

目前，国内外普遍采用尿酸酶法测定。据统计，血尿酸值在我国正常男性为：210～416微摩／升，正常女性为：149～357微摩／升，绝经后接近男性。当血尿酸值≥416微摩／升时，为高尿酸血症。由于血尿酸受多种因素影响，存在波动性，应反复测定。

当血尿酸持续高浓度或急剧波动时，呈饱和状态的血尿酸会结晶沉积在组织中，引起痛风的症状和体征。此外，影响尿酸溶解度的因素，诸如雌激素水平下降、尿酸与血浆蛋白结合减少、局部温度和pH值降低等，也可促使尿酸盐析出。因此血尿酸增高是痛风发生的最重要生化因素。然而在血尿酸持续增高者中，仅有10%左右罹患痛风，大多为无症状性高尿酸血症；而少部分痛风患者在急性关节炎发作期血尿酸可在正常范围。这些说明痛风发病较为复杂，也说明高尿酸血症和痛风应加以区别。

1. 测定血尿酸前的注意事项

测定血尿酸前患者应注意以下几点：

（1）应在清晨空腹状态下抽血送检，饱食后尤其是进食高嘌呤食物后可使血尿酸明显升高，故检测血尿酸前3日内应避免进食高嘌呤饮食及饮酒。

（2）抽血前停用影响尿酸排泄的药物，如水杨酸类药物、降压药及利尿剂等，应至少停药5日以上。

（3）抽血前应避免剧烈活动，如奔跑、快速登高、负重挑担等，因剧烈运动及缺氧可使血尿酸升高。

（4）由于血尿酸有时呈间歇性和波动性，所以，血尿酸测定为正常的患者不宜立即排除痛风性关节炎的诊断，如临床有可疑处，应反复检查。

2. 痛风患者的直系亲属为什么也应测定血尿酸

痛风的发病与遗传因素有关，因此所有痛风患者的直系亲属也应作常规血尿酸检查。如果所检测的血尿酸值在正常范围内，则以后也应定期检查，尤其是步入中年以后的男性，更应重视定期复查。如果发现血尿酸值超过正常，而且在排除了外界因素的干扰，又无任何临床症状，则应视为高尿酸血症，即痛风的前驱阶段，应立即采取有效的防治措施，使血尿酸长期维持在正常范围内，这样就可有效地防止由高尿酸血症发展为痛风。所以，有痛风家族史的人，应当充分认识血尿酸检查的必要性，并定期进行血尿酸检查。

测定尿酸对诊断痛风有哪些作用

对于肾功能正常的痛风患者，尿液中尿酸排出量应是升高的，所以测定尿液中尿酸含量应该说对痛风的诊断有一定的意义。通过尿尿酸测定，可以初步判定高尿酸血症的分型，有助于降尿酸药物的选择以及鉴别尿路结石的性质；24 小时尿尿酸排泄增多有助于对痛风性肾病与慢性肾小球肾炎所致肾功能衰竭进行鉴别；尿酸盐结晶阻塞尿路引起急性肾衰竭时，24 小时尿尿酸与肌酐的比值常 >1.0。

尿尿酸测定不足之处在于测定比较费时繁琐，收集尿液又不够精确，特别是老年男性伴有前列腺肥大及排尿不畅等情况时，收集的尿量常因不能反映真正的尿量而造成测定的误差。此外，尿酸排出量还常受某些药物、饮水量及出汗等情况的影响。特别是痛风患者在有肾脏病变及肾功能减退的状态下，尿中尿酸排出量可明显降低。以上这些情况都使尿尿酸测定的诊断价值下降。所以，单靠 24 小时尿尿酸测定来确诊痛风是不可靠的，必须同时测定血尿酸值才具有诊断意义。

1. 哪些患者不需测定尿酸

痛风患者进行尿尿酸测定，首先需明确患者有无必要作此项检查。患者如有肾功能减退、尿路梗阻、大量肾盂积水、尿潴留、排尿不畅等，尿尿酸的测定均会受到影响，则无需作此检查。

2. 患者留尿样应注意的问题

患者在留取 24 小时尿样时应注意以下事项：

（1）留尿前 5 日应停用一切对尿酸排泄有影响的药物，并进食低嘌呤饮食。

（2）留尿前 1 天及留尿当日应避免剧烈运动、大量出汗。

（3）留尿当日应适当饮水。如有腹泻、呕吐应改期检测。

（4）由于尿液易腐败，故留尿的容器内要放适量防腐剂，尤其在夏季，可在尿中加入适量甲苯，以隔绝细菌进入。此外,把尿样放入冰箱保存也可。

（5）留存的尿液尽量避免混入杂质。

（6）尿液应准确留取和称量,容器要完整、密闭,并及时送医院测定。

（7）如果患有发热、尿路感染或其他急性疾病,应改期进行。

3. 怎样留取 24 小时尿液

留取 24 小时尿的具体方法是：将第一天早晨 7 时（将膀胱排空,然后留尿,此时算做 24 小时的起点）直至第二天早晨 7 时的尿（应包括早晨起床时的第一次小便,即晨尿）全部留下收集在 1 个容器内。用量杯计算总尿量,并在预先准备好的化验单上记录下来,再作尿 pH 值定性实验,并取 200 毫升左右尿送到化验室进行 24 小时尿尿酸定量。

痛风患者做血常规检查有什么必要

痛风患者作血常规检查时,主要检查以下内容：

（1）白细胞计数及分类。痛风患者在关节炎急性发作期,尤其是伴有畏寒、发热者,外周白细胞计数升高,通常可升至（$10 \sim 15$）$\times 10^9$／升；个别可高达 20×10^9／升以上,中性粒细胞也相应升高。但关节炎发作较轻的病例及间歇期患者白细胞计数及分类均正常。

（2）红细胞及血红蛋白。痛风患者红细胞及血红蛋白大多正常,当出现痛风性肾脏病变,尤其是肾功能减退时,红细胞及血红蛋白可减少,提示有贫血的改变。

痛风患者为什么要做尿常规检查

痛风的急、慢性高尿酸血症、肾病及尿酸性结石患者,通过尿常规检查常可发现蛋白、管型、红细胞;合并尿路感染,可见大量白细胞和脓细胞。90%的患者尿液呈酸性,尿密度降低;部分患者尿沉渣可发现尿酸结晶。即使临床无明显肾损害的高尿酸血症及痛风患者,也可有轻度或间歇性蛋白尿。

痛风患者做关节腔滑囊液穿刺检查必要性在哪里

通过对痛风患者进行关节腔穿刺术抽取滑囊液,在偏振光显微镜下,可见到被白细胞吞噬的或游离的尿酸盐结晶,该结晶呈针状,并有负性双折光现象,这一现象在关节炎急性期的阳性率约为95%。但是用普通光学显微镜,其阳性率仅为偏振光显微镜的一半左右。一般来说,白细胞计数在$(1\sim7)\times10^9$,可达50×10^9,主要为分叶核粒细胞。不论患者是否接受治疗,绝大多数处于间歇期的痛风患者进行关节滑囊液检查,仍然可以见到尿酸盐晶体。因此,本项检查与穿刺和活检痛风石内容物,具有确诊意义,应视为痛风诊断的"金标准"。

关节腔滑囊液穿刺主要内容有哪些

在关节炎发作期间,如果证实有关节腔或关节滑囊积液,则可进行穿刺检查,为痛风的诊断及鉴别提供直接依据。

其主要检查内容为：

（1）积液外观检查。一般为半透明或微混的淡黄色至棕黄色液体。如积液为不透明混浊液体，或含有絮状物，或为脓状甚至血性（排除穿刺损伤因素），则应考虑化脓性、结核性、外伤性关节炎引起的积液。

（2）积液尿酸检查。痛风性关节炎的关节或滑囊积液中，尿酸含量明显增高，而其他性质的关节炎，如风湿性关节炎、类风湿关节炎、结核性关节炎的关节积液中，尿酸含量正常或明显低于痛风性关节炎。

（3）积液尿酸盐结晶检查。痛风性关节炎的关节或滑囊积液中，或滑囊的白细胞内，可发现双折光的针状尿酸盐结晶，而其他原因引起的关节积液中则无这一症状。尿酸盐结晶的发现对痛风的确诊有关键意义。

做关节穿刺应注意哪些问题

积液中的蛋白质含量、白细胞数目、血糖值等虽有一定变化，但无特异性的诊断价值。因此在进行关节穿刺前，应根据患者体检、关节 X 线片或超声波检查确定有积液存在。如不能证实有积液存在，则一般不宜作穿刺检查，以免引起关节进一步损伤或感染；如发现多个关节积液，则应选择较大的关节进行穿刺。

痛风患者做痛风性关节炎 X 线检查有什么意义

痛风性关节炎 X 线摄片检查随临床表现而异。出现早期急性关节炎时,仅受累关节周围软组织肿胀。反复发作时,可在软组织内出现痛风石。由于痛风石在软骨的沉积,可造成软骨破坏和关节间隙狭窄,关节面不规则。病程较长者,在关节边缘可见偏心性半圆形骨质破坏,较小的似虫噬状,随着病情进展,逐渐向中心扩展,形成穿凿样缺损。

痛风患者相关检查有哪些

由于痛风患者常同时并发有其他代谢紊乱性疾病,如糖尿病、高脂血症、高血压、动脉硬化等,所以对于痛风患者,有必要作以下实验室检查:

(1)血脂检查。包括血胆固醇、三酰甘油,高、低密度脂蛋白及极低密度脂蛋白等,有条件者还可作载脂蛋白测定。

(2)血糖检查。应作空腹血糖及餐后两小时血糖测定。必要时进行葡萄糖耐量度试验,以及早发现葡萄糖代谢紊乱和隐性糖尿病。

(3)肝肾功能检查。确定有无痛风性肾病及肝脏病变。

(4)心、脑血管功能检查。可作心电图、超声心动图、心功能测定、脑血流图等常规检查,必要时行头颅 CT 或冠状动脉造影术以观察有无冠心病、脑动脉硬化等病变。此外,通过眼底检查观察有无眼底视网膜动脉硬化,也可作为发现动脉硬化的简便方法之一。

(5)泌尿系统 X 线造影检查。可早期发现肾、输尿管及膀胱结石,并可观察双肾功能状态及肾盂、输尿管外形,以判明有无肾盂积水、梗阻等。由于尿酸结石可被 X 线透过,故大多数痛风患者还需要作静脉肾盂造影检查或 B 型超声波或 CT 检查。

痛风各发展期的诊断需用的检查手段

诊断痛风的病情时可采用以下方法：

急性痛风性关节炎应做哪些检查

这是痛风的主要临床表现，常为首发症状。诊断此症多采用美国风湿协会（ACR，1977）标准，即关节腔液中有特异性尿酸盐结晶，或用化学方法或偏振光显微镜证实痛风石中含有尿酸盐结晶，或具备以下 12 项（临床、实验室、X 线表现）中 6 项：

（1）急性关节炎发作 >1 次。

（2）炎症反应期在 1 天内达到高峰。

（3）单关节炎发作。

（4）可见关节发红。

（5）第一跖趾关节疼痛或肿胀。

（6）单侧第一跖趾关节受累。

（7）单侧跗骨关节受累。

（8）可疑痛风石。

（9）高尿酸血症。

（10）不对称关节内肿胀（X 线证实）。

（11）无骨侵蚀的骨皮质下脓肿。

（12）关节炎发作时关节液微生物培养阴性。需要注意的是，应与风湿热、丹毒、蜂窝织炎、化脓性关节炎、创伤性关节炎、假性痛风等病相鉴别。

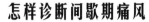

怎样诊断间歇期痛风

此期为反复急性发作之间的缓解状态。通常无任何不适或仅有轻微的关节症状，因此，此期诊断必须依赖过去的急性痛风性关节炎发作史。

怎样诊断慢性期痛风

慢性期痛风为病程迁延多年，持续高浓度的血尿酸未获满意控制的结果，痛风石形成或关节症状持续无法缓解是此期的临床特点。结合 X 线或结节活检发现尿酸盐结晶不难诊断，此期应与类风湿关节炎、银屑病关节炎、骨肿瘤等相鉴别。

怎样诊断因痛风导致的肾脏病变

尿酸盐肾病患者最初表现为夜尿增加，继之尿密度降低，出现血尿，轻、中度蛋白尿，甚至肾功能不全。此时，应与肾脏疾病引起的继发性痛风相鉴别。尿酸性尿量结石则以肾绞痛和血尿为主要临床表现，X 线平片大多不显影，而 B 超检查则可以发现。对于肿瘤广泛转移或接受放疗、化疗的患者突发急性肾功能衰竭，应考虑急性尿酸性肾病，其特点是血尿酸、尿尿酸急剧升高。

痛风病的治疗与调养

治疗痛风可参考的各类药物

治疗痛风的镇痛消炎类药物有哪些

（1）秋水仙碱。对急性痛风性关节炎有选择性的消炎作用。

（2）吲哚美辛（消炎痛）。具有解热、镇痛、抗炎作用，能迅速控制大多数痛风患者的急性发作。

（3）保泰松及羟基保泰松。能促进尿酸排出，用于治疗痛风。

（4）双氯芬酸。属于非类固醇类消炎药。具有抗炎、镇痛及解热作用。用药后关节肿胀及疼痛可减轻。

（5）萘普生。可抗炎、解热、镇痛。

（6）吡氧噻嗪。有明显的镇痛、抗炎及一定的消肿作用。

（7）美罗昔康。用于痛风及类风湿关节炎的症状治疗，可缓解疼痛。

（8）苯噻丙酸。能明显抑制患者滑膜组织的前列腺素，还具有抑制肾小管尿酸的重吸收作用，有利于痛风的治疗。

（9）舒林酸。为异丁芬酸类非类固醇类消炎药，减少前列腺素合成的活性，具有消炎、镇痛、解热的作用。用于痛风。

（10）布洛芬。具有解热镇痛及抗炎作用,适用于减轻中度疼痛,可控制痛风急性发作。

（11）阿司匹林。用药后可解热、减轻炎症,使关节症状好转。

（12）塞来昔布。可抗炎、镇痛。用于控制急性痛风性关节炎。

治疗痛风的降尿酸类药物有哪些

（1）丙磺舒。可抑制尿酸盐在肾近曲小管的主动再吸收,增加尿酸盐的排泄而降低血中尿酸盐的浓度,从而缓解或防止尿酸盐结节的生成,减少关节的损伤。主要用于慢性痛风的治疗。

（2）苯溴马隆。为苯丙呋喃衍生物,具有抑制肾小管对尿酸的再吸收作用因而降低血中尿酸浓度。适用于单纯原发性高尿酸血症及痛风性关节炎非发作期。

（3）苯磺唑酮。为保泰松的衍生物,具有强力抑制肾小管对尿酸的重吸收的作用,从而促进尿酸的排泄,减缓或预防痛风结节的形成和关节的痛风病变。用于慢性痛风。

（4）别嘌醇。可抑制黄嘌呤氧化酶使尿酸酸成减少,降低血中尿酸浓度,减少尿酸盐在骨、关节及肾脏的沉着,用于痛风、痛风性肾病。

（5）碳酸氢钠片。可碱化尿酸液,缓解痛风症状。

治疗痛风的激素类药物有哪些

（1）泼尼松。有良好的抗毒、抗炎作用，不良反应较少。

（2）倍他米松。可诱导抗炎因子形成，具有抗炎、抗过敏作用。

（3）地塞米松。抗炎、抗过敏和抗毒作用强，水钠潴留不良反应更小，可肌注或静滴。

（4）曲安西龙（去炎松）。尤适用于对皮质激素禁忌的伴有高血压或水肿的痛风患者。

治疗痛风的中成药有哪些

（1）清痹通络药酒。清热除湿，活血通络，消肿止痛。用于痹证湿热瘀阻之痛风患者。

（2）复方伸筋胶囊。清热除湿，活血通络。用于湿热瘀阻所致痛风引起的关节红肿、热痛、屈伸不利等症，有效降低血尿酸。

（3）八珍丸。活血通络，祛风止痛。用于血瘀痰阻型痛风患者。

（4）九藤酒。祛风清热，除湿通络。用于湿热痹阻型痛风患者。

（5）四妙散。化痰通络，理气止痛。用于血瘀痰阻型痛风患者。

（6）舒筋活血丸。活血化瘀，通络止痛。用于血瘀痰阻型痛风患者。

（7）金匮肾气丸。温补肾阳。用于肝肾不足型偏阳虚之痛风患者。

（8）六味地黄丸。滋阴补肾。用于肝肾不足型偏阴虚之痛风患者。

（9）痛风舒胶囊。活血通经、利水渗湿、消肿止痛。用于急慢性痛风性关节炎及痛风并发症。

（10）痛风定片。清热祛风除湿，活血通络定痛。用于湿热所致的痛风病。

（11）头子软膏药。祛风、通痹、止痛。用于痛风。

有治疗痛风功效的中草药有哪些

（1）薏苡仁。健脾渗湿，除痹止泻。用于湿热蕴结之痛风。

（2）泽泻。清热祛湿。用于痛风合并高血脂症。

（3）白术。健脾益气，燥湿利水。用于湿热蕴结之痛风。

（4）滑石。清热解暑，祛湿消肿。

（5）牡丹皮。清热凉血，活血行瘀。

（6）苍术。燥湿健脾，祛风散寒。用于风湿痹痛之症。

（7）土茯苓。除湿解毒，通利关节。用于湿热蕴结之痛风。

（8）黄柏。清热燥湿，泻火除蒸，解毒疗疮。用于风湿痹痛之症。

（9）萆薢。利湿去浊，祛风除痹，利通关节。

（10）当归。补血活血，通经活络。用于瘀热内阻之痛风。

（11）鸡血藤。活血舒筋，养血调经。用于瘀热内阻之痛风。

（12）金银花。清热解毒，凉散风热。用于瘀热内阻之痛风。

（13）菝葜。祛风利湿，解毒消肿。可缓解关节疼痛症状。

（14）杜仲。补益肝肾，强筋壮骨。用于肾气不固之痛风患者。

（15）透骨草。祛风除湿，解毒止痛。可缓解关节疼痛症状。

（16）五加皮。补肾益气，祛风壮骨。

（17）忍冬藤。清热解毒，疏风通络，利通关节。

用于治疗痛风并发症的药物都有哪些

痛风并发高血压

（1）科素亚。既能降血压，又能降低尿酸，是治疗痛风合并高血压症的首选药物。

（2）拜新同。治疗高血压药物，对尿酸代谢影响不大，可缓解痛风症状。

（3）苯磺酸氨氯地平片。对尿酸代谢影响较小，适于痛风并发高血压症联合用药。

（4）替尼酸。适用于痛风并发高血压患者。

痛风并发高脂血症

（1）吉非罗齐。可减少肝内三酰甘油形成，从而调节血脂。

（2）非罗贝特。具有明显的降低血清胆固醇、三酰甘油和升高高密度脂蛋白的作用。

（3）辛伐他汀。可抑制内源性胆固醇的合成，从而调节血脂。

（4）洛伐他汀。为降胆固醇药，能减少肝脏生成胆固醇量，用于降低血清总胆固醇和三酰甘油。

（5）普伐他汀。适用于痛风并发高胆固醇血症或高三酰甘油血症患者。

（6）降脂酰胺。适用于痛风并发高血脂患者。

（7）也可使用有降脂功效的中成药,如心血康、月见草油丸、毛冬青片、复方丹参片、血脂康胶囊、绞股蓝皂苷、生脉饮等。

痛风并发冠心病

（1）硝酸甘油片。可松弛血管平滑肌,扩张血管。

（2）硝酸异山梨酯（消心痛）。为长效硝酸酯类抗心绞痛药,作用较持久。用于缓解急性心绞痛发作。

（3）也可选用中成药,如复方丹参滴丸、地奥心血康等。

痛风并发肥胖症

（1）西布曲明。中枢性减肥药,可控制体重,用于过度肥胖引起严重痛风者。

（2）奥利斯他。能够将三酰甘油水解为可吸收的游离脂肪酸和单酰基甘油,未消化的三酰甘油不能被身体吸收,从而控制体重并缓解痛风症状。

痛风并发糖尿病

（1）醋酸己脲。降血糖作用同甲苯磺丁脲。此外,有促进肾排泄尿酸作用,适用于痛风并发糖尿病患者。

（2）甲苯磺丁脲。用于痛风并发 2 型糖尿病患者。

（3）格列齐特。降糖作用较强,同时可改善脂代谢紊乱,能在降血糖的同时缓解痛风症状。

（4）格列喹酮。起效快,半衰期短,用于痛风并发轻、中度 2 型糖尿病患者。

（5）苯乙双胍。适用于痛风并发肥胖型糖尿病的患者使用。

（6）阿卡波糖。适用于痛风并发 2 型糖尿病患者。

治疗痛风的药物可能产生的
不良反应及注意事项

秋水仙碱

服用秋水仙碱可能会出现哪些不良反应

秋水仙碱毒性较大，部分药物与胃肠黏膜上皮细胞结合产生胃肠道反应，常见食欲减退、恶心、呕吐、短暂性腹痛和腹泻等，出现的概率达50%以上。这些反应常是本品中毒的首先表现，一旦出现即应停药。长期用药可出现粒细胞或血小板减少、骨髓抑制或再生障碍性贫血等。此外，还会出现肌无力、脱发、心悸，女性出现痛经或闭经，孕妇可致畸胎，男性则出现精子减少或消失等。此外，秋水仙碱可影响人体维生素 B_{12} 的吸收，造成维生素 B_{12} 的缺乏，停药后可恢复正常；也可引起肠道乳糖吸收障碍，诱发急性肌病、横纹肌溶解、慢性疾病及神经病变方面等情况。如果使用不当还可能导致休克或死亡。

使用秋水仙碱应注意哪些问题

秋水仙碱毒性较大，容易引起不良反应，如恶心、呕吐、

腹泻等,使用不当还可导致休克或死亡。因此,在使用秋水仙碱时应注意以下几点:

（1）秋水仙碱为痛风性关节炎急性发作时的特效药,在急性发作的早期应用疗效最好,治疗无效常与延误治疗时机有关。无需长期使用,病情稳定后,即可停药。

（2）治疗过程中要定期复查血常规,以防白细胞和血小板减少。定期检查肝肾功能,以防肝肾功能受损。

（3）秋水仙碱可使中枢神经系统抑制药增效,交感神经抑制药反应加强。乙醇、儿茶酚胺、化疗制剂、利尿剂、左旋多巴、乙胺丁醇可升高血尿酸,不宜与本品同用。

（4）由于秋水仙碱毒性大,因此必须在医生指导和密切观察下使用。如果出现毒性反应,应立即停药。

秋水仙碱静脉注射一旦外漏怎样处理

秋水仙碱如果采用静脉注射的方法,药物刺激性较大,漏于血管外可引起局部组织坏死。一旦外漏应立即处理,用半胱氨酸甲酯0.5克溶于10毫升灭菌生理盐水中皮下注射,效果较好。静脉注射秋水仙碱对全身细胞的有丝分裂具有抑制作用,有明显的不良反应,尽量避免采用。静滴时加入适量氢化可的松或氟美松,或改为隔日1次给药,可使毒性作用减轻。

过量服用秋水仙碱会造成什么样的不良影响及怎样处理

大剂量服用秋水仙碱或误服过量,可产生口腔、咽喉、胃部烧灼感,吞咽梗阻感,以及恶心、呕吐、肠绞痛、水样腹泻或血性腹泻、血尿、少尿、发热、皮疹、严重电解质紊乱、代谢性酸中毒、脱水、感染、白细胞较少或增多、抽搐、疝痛、上行性麻痹、广泛性血管损伤和肝功能衰竭等。有报道称，服药超过 7 毫克可致死，主要是由于呼吸抑制、心源性休克或骨髓抑制。一旦误服大剂量秋水仙碱应及时给予洗胃、导泻。严重痉挛性腹痛可用吗啡或阿托品止痛。休克或呼吸衰竭，应抗休克，辅助呼吸。肾功能衰竭应进行血液透析或腹腔透析等抢救，并注意水与电解质平衡。

哪类痛风患者不宜使用秋水仙碱

具有下列情况的痛风患者不宜使用秋水仙碱：

（1）严重的胃肠疾病，如胃及十二指肠溃疡活动期、慢性胃炎发作期、慢性肠炎发作期及各类急性胃肠炎、急慢性食管炎者。

（2）慢性和急性肝病，尤其是伴有肝功能异常者。

（3）患有肾脏病，尤其是肾功能减退者。

（4）白细胞降低、血小板减少或贫血明显者。

（5）有过敏性体质的痛风患者。

（6）孕妇和哺乳期妇女。

非类固醇类消炎药

使用非类固醇类消炎药会出现哪些不良反应

非类固醇类消炎药常见的不良反应涉及面广，不良反应的发生除与患者年龄、所患疾病、药物种类及服用剂量有关外，与药物的敏感度也有较大关系。

常见的使用非类固醇类消炎药的不良反应主要有：

（1）胃肠道损害。如消化不良、恶心、呕吐、胃炎、十二指肠溃疡和糜烂等。

（2）肾脏损害。如血流动力学介导的可逆性急性肾功能不全，体液免疫或细胞免疫异常介导的急性间质性肾炎伴有或不伴有肾病综合征，慢性间质性肾炎及肾乳头坏死、高血钾、水钠潴留和水肿。

（3）肝脏损害。如一过性转氨酶升高。

（4）神经系统损害。如头痛、头晕、耳鸣、耳聋、视神经炎和球后神经炎。

（5）造血功能损害。如血细胞减少。

（6）心血管系统损害。如血压升高、心悸及潮红等。

（7）皮肤损害。口炎、荨麻疹、瘙痒、感光过敏。少见的有发热，个别女性患者有月经过多等现象。

哪类痛风患者不宜使用非类固醇类消炎药物

为了减少不良反应，在使用非类固醇类消炎药时要因人而异。有下列情况者要慎重选择该药物，以免造成不良反应：

（1）老年人、儿童、孕妇和哺乳期妇女。

（2）有溃疡病病史、胃肠道疾病，或曾因非类固醇类消炎药引起消化道溃疡者。

（3）肝肾功能显著损害者、心血管及血液系统等有器质性病变者。

（4）并发使用抗凝药的患者。

（5）有药物过敏史者，如因服用阿司匹林或其他类固醇类消炎药诱发哮喘、鼻炎或荨麻疹等症。

（6）不要同时使用 2 种或 2 种以上的消炎药，尽可能避免消炎药和糖皮质激素并用，合用利尿剂时要注意。一种消炎药应用 3～4 周，疗效不佳或出现不良反应可改用另一种药物。

（7）对接受消炎药物治疗者，应定期检查其血和尿常规及肝肾功能，以便及时发现临床上不易发现的变化。

缓解非类固醇类消炎药不良反应可采取哪些措施

在使用非类固醇类消炎药时，加用胃黏膜保护剂可减少其对胃肠道的损害。如奥美拉唑 20～40 毫克／日，共 8 周，治疗非类固醇类消炎药引起的胃溃疡，愈合率达 95％左右。雷尼替丁 150 毫克，每日 2 次，其愈合率达 53％左右。

一般情况下，在短期内应用治疗剂量的非类固醇类消炎药对肾脏是安全的，但对伴有潜在肾损害危险因素的患者应注意肾毒性反应，关键是及时检查，及早处理。如果必须应用非类固醇类消炎药者，应使用对肾脏毒性相对较低的药物，剂量不宜太大，服药时间不宜过长，以防止肾损害。虽然大多数患者停药后肾损害可逆转，但据报道，也有 20％患者肾功能无法完全恢复。

另外，一些新制剂的使用，如肠溶制剂、缓释制剂、控释制剂和微囊制剂等，可减少普通片剂在短时间内大量释放而引起的胃肠道刺激症状，方便患者服药，但这些制剂对降低胃肠出血、穿孔等严重不良反应效果一般。一些外用剂型的使用，如双氯芬酸（扶他林）乳胶、优迈霜、吡罗昔康凝胶、布洛芬凝胶、消炎痛搽剂、双氯芬酸搽剂等，因药物集中作用于患处，血中浓度较低，可避免药物对胃肠道的直接刺激，很少

痛风病的治疗与调养

引起内脏损害,但仅适用于局部抗炎镇痛,且疗效不太明显。

糖皮质激素

急性痛风性关节炎患者怎样合理使用糖皮质激素

糖皮质激素适用于对秋水仙碱、非类固醇类消炎药等疗效不明显、不能耐受或有禁忌,或急性痛风性关节炎发作伴较重全身症状的患者。短期内使用糖皮质激素,可减轻急性痛风性关节炎症渗出、水肿、毛细血管扩张、白细胞浸润及吞噬反应等,还可迅速缓解症状。常用药物有琥珀酸氢化可的松200～300毫克,静脉滴注,每日1次;或口服泼尼松10毫克,每日3～4次,症状缓解后逐渐减量停药。

使用糖皮质激素可能会产生哪些不良反应

一般来说,糖皮质激素治疗痛风性关节炎只是对症治疗,只能短期应用或尽量不用,并严格遵循对症下药的原则,避免长期使用。这是因为,糖皮质激素也有较多的不良反应,如类肾上腺皮质功能亢进综合征,诱发或加重感染,以及消化系统、心血管系统并发症,导致皮质疏松、肌肉萎缩、伤口愈合迟缓、病理性骨折等,或诱发精神失常。长期应用糖皮质激素,如突然停药还会发生停药反应、反跳现象等。

哪类患者应慎重使用糖皮质激素

怀孕者、骨折者、新近胃肠手术者、处于创伤修复期者,以及曾患或现患严重精神病和癫痫、活动性消化性溃疡病、肾上腺皮质功能亢进症、严重高血压、心功能不全、角膜溃疡、青光眼、糖尿病、骨质疏松、结核病、真菌感染、不能控制的急性细菌感染和病毒感染等疾病者，尤应全面分析，权衡利弊，慎重决定是否使用糖皮质激素及如何使用。

降尿酸药物

哪类患者适宜使用降尿酸药物

降尿酸药物的适应证主要有以下几种：

（1）虽无高尿酸血症和痛风家族史，也无痛风性关节炎发作，但血尿酸值超过 536 微摩／升，单纯饮食控制不能取得满意效果者。

（2）痛风性关节炎发作在 1 年内超过 2 次以上者或发作总次数超过 3 次者。

（3）痛风患者经饮食控制，血尿酸仍然大于 416.5 微摩／升者或 24 小时尿酸排泄量超过 800 毫克者。

（4）痛风性肾病、肾功能障碍以及尿酸性肾结石（包括既往有尿路结石）者。

（5）痛风石、慢性痛风关节炎、骨质有侵蚀糜烂者。

（6）高血压病、高脂血症、缺血性心脏病、糖尿病和肥胖症等并发症者。

促尿酸排泄药物的使用原则是什么

排尿酸药的药理作用主要通过抑制肾近曲小管对尿酸的重吸收，促进尿酸排泄，从而迅速持久地降低血尿酸浓度。

它主要适用于有关节炎急性发作史而无痛风石及肾结石、肾功能正常、血尿酸增高及 24 小时尿尿酸小于 4.2 毫摩／升的痛风患者。一般认为，正常人 24 小时尿尿酸为 3.6 毫摩，如果患者已有尿酸性结石形成或 24 小时尿尿酸大于 5.4 毫摩，不宜使用此类药物。

使用降尿酸药物时应注意哪些问题

使用降尿酸药物时应注意以下事项：

（1）在肾功能正常或仅有轻度损害，24 小时尿液中尿酸含量低于 600 毫克时，可用排尿酸药。在中度以上肾功能损害，或 24 小时尿液中尿酸含量明显升高时，应用抑制尿酸生成药。在血尿酸明显升高及痛风石大量沉积时，可合用以上两药，以防止痛风的渐进性并发症。

（2）为预防转移性急性关节炎发作，开始时用较小剂量，在 1~2 周内逐渐加量。排尿酸药主要通过抑制近端肾小管对尿酸的重吸收促进尿酸从肾脏排泄。为防止尿酸在肾脏排泄时引起肾脏损害及肾结石的不良反应，均应从小剂量开始，并可加服苏打片（碳酸氢钠）。

（3）促进尿酸由肾脏排泄的药物适用于血液中尿酸增高、肾功能尚好、血尿素氮在 14.3 毫摩／升以下者。服用此类药物须在白天，保证充足的水分，促进尿酸由肾脏排泄，以避免结石形成。肾功能不好、已有肾结石的患者要谨慎使用。

丙磺舒

使用丙磺舒会产生哪些不良反应

丙磺舒不良反应的发生率约为5%，主要表现为过敏性皮炎，少数患者可有胃肠道反应、白细胞减少等。超剂量服用时，可引起中枢神经兴奋、惊厥、呼吸抑制，须严格掌握用量。由于尿酸盐从关节移出治疗初期可使痛风发作加重，同时需大量饮水，并加服苏打片，可防止尿酸盐在泌尿道沉积而形成尿结石。

哪类患者不宜使用丙磺舒

（1）对磺胺类药过敏者及肾功能不全者禁用。

（2）伴有肿瘤的高尿酸血症者，或使用溶解细胞的抗癌药、放射治疗患者，均不宜使用本品，否则可引起急性肾功能不全。

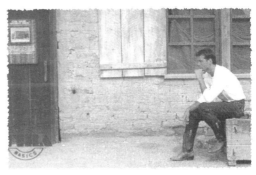

（3）有尿酸性肾结石、痛风急性发作、消化道溃疡、血液病者，以及孕妇、乳母忌用。服药期间应忌酒。另外，由于丙磺舒能抑制青霉素和对氨基水杨酸等药的排泄，故该药不宜与水杨酸钠、阿司匹林、依他尼酸、氢氯噻嗪、保泰松、吲哚美辛、噻嗪类、氯噻酮、吡嗪酰胺及口服降糖药同服。

苯溴马隆

使用苯溴马隆会产生哪些不良反应

苯溴马隆毒性作用轻微，对肝肾功能无明显影响，通常患者都可使用。偶可见胃肠反应，如恶心及腹部不适等。在极个别的病例中，如果出现顽固性或经常性腹泻应立即停药。

哪类患者不宜使用苯溴马隆

极少数有皮疹、发热、肾结石、肾绞痛及诱发关节炎急性发作。罕见发热、皮疹和肝或肾功能损害。中、重度肾功能损害者（肾小球滤过率低于 20 毫升／分）及患有肾结石的患者禁用。虽然动物实验中没有预示导致畸胎的作用，但仍应避免用于孕妇及哺乳期妇女。儿童用药也不推荐使用本药。

使用苯溴马隆时应注意哪些问题

使用苯溴马隆时应注意以下事项：

（1）通常按照规定的剂量和方法服用，在治疗初期痛风是不会发作的，但如果发作，建议将所用药物减量或隔日服用。还可以根据需要用秋水仙碱或消炎药缓解疼痛。

（2）服药过程中应多饮水，尤其是在开始治疗时，每日饮水量应不少于(1)5 升，以增加尿量，促进尿酸排泄。

（3）碱化尿液，尿液的 pH 值应调节在 6.2～6.8，有利于尿酸的溶解和排泄。

（4）定期检测肾功能以及血尿酸、尿尿酸的变化。对肾功能轻度下降，血肌酐大于 130 微摩／升者仍然有效，但必须保持每日尿量在 2000 毫升以上。

（5）必须在痛风性关节炎的急性症状控制后方能使用苯溴马隆。

（6）苯溴马隆的促尿酸排泄作用可因水杨酸盐而减弱，或被抗结核药吡嗪酰胺（主要经肾小球滤过排泄）所抵消。

苯磺唑酮

使用苯磺唑酮可能产生哪些不良反应

苯磺唑酮促排尿酸作用较丙磺舒强，不良反应较丙磺舒小。不良反应主要为消化道刺激症状，偶见溃疡发生，发生率为 $10\% \sim 15\%$。与食物或碳酸氢钠同服可减少药物对胃肠道的刺激。偶见皮疹、药物热、血小板和粒细胞减少等。

使用苯磺唑酮要注意什么

本药在急性痛风性关节炎控制 2 周后方可使用，因阿司匹林会促使尿酸浓度升高，导致痛风发作，故不能与阿司匹林及其他水杨酸盐合用。本品可增强香豆素类抗凝药的作用，合用时需减少后者的剂量。可降低青霉素、甲苯磺丁脲的清除率，后者的血药浓度被增高可延长其作用持续时间。此外，服药初期宜加服苏打片，服药期间还要多饮水和忌酒。

哪些人不宜使用苯磺唑酮

血液病、溃疡病和肾结石患者应慎用此药，有严重肝肾功能不全者应忌用。

痛风病的治疗与调养

别嘌醇

别嘌醇可能会产生哪些不良反应

别嘌醇常见的不良反应是皮疹，初见于四肢，可波及躯干，受损皮肤肿胀、瘙痒。严重者还会发生中毒性表皮坏死、溶解和血管炎；其他不良反应有恶心、呕吐、腹痛等，少数患者可出现暂时性转氨酶升高，甚至出现过敏性肝坏死、肝肉芽肿伴胆囊炎、胆管周围炎等，故肝功能受损者要忌用。由于别嘌醇的代谢产物主要通过肾脏排泄，当肾功能受损时可使别嘌醇在体内蓄积，使本药的不良反应增加，因此有明显肾功能损害者最好慎用或不用。

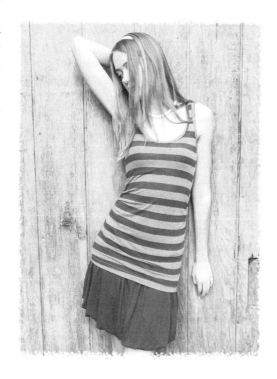

使用别嘌醇要注意什么

由于别嘌醇在体内可使嘌呤类药物氧化代谢减慢，故与巯基嘌呤或硫唑嘌呤合用时，后者剂量应为一般剂量的 1 / 3，以免药物蓄积中毒。有严重肝肾功能损害者也应减量使用。禁与铁盐同服，孕妇及乳母慎用。定期复查血常规、肝肾功能及血尿酸，并根据血尿酸水平调整剂量。服药期间应多喝水，保持每日尿液排出量不少于 2 升，以利于尿酸排出。用药期间可发生尿酸转移性痛风发作,可辅以秋水仙碱或非类固醇类消炎药治疗。如出现皮疹,应马上停药复诊,以确定是否药物过敏,如有过敏应马上停药。症状轻者通过减少剂量和使用抗过敏药物能缓解。

使用别嘌醇脱敏应注意什么

脱敏试验期间如有发热、瘙痒或皮疹等不良反应出现,应立即停药,待好转以后再开始给予原来耐受的剂量的一半,以后逐渐增加用量,剂量增加的间隔也可延长至 5 ~ 10 天。脱敏后,就可以安全地使用别嘌醇。在脱敏过程中,用量达 5 毫克或更少时,个别患者可出现轻度复发性瘙痒性红斑,但不妨碍进一步调整使用的剂量。在脱敏过程中,一定要严密观察患者,对脱敏已成功者也要认真观察,以防万一。对于有过严重过敏,如剥脱性皮炎、超敏反应或其他严重反应者,不得用本法脱敏。此外,本方法必须在患者住院期间,在医师指导下进行,禁止患者自行操作。

怎样联合使用促进尿酸排泄药物和抑制尿酸合成药物

促进尿酸排泄药物与抑制尿酸合成药物药理作用不同,合用时可进一步增加降尿酸效果,故完全可以合用。但合用时用药剂量比单独用药时要酌情减少,并需注意观察不良反应。

临床上有复方别嘌醇,又称通益风宁片,每片含别嘌醇100 毫克、苯溴马隆 20 毫克。通过别嘌醇抑制黄嘌呤氧化酶,减少尿酸生成，而苯溴马隆抑制肾脏近曲小管对尿酸的重吸收，两者起协同作用，使血尿酸浓度大幅度下降，并使尿酸石溶解。复方别嘌醇适用于血尿酸值大于442.5微摩／升、饮食疗法不能纠正的各类高尿酸血症，包括各种原因所致血尿酸升高的疾病（继发性高尿酸血症）。

用法原则上从低剂量开始，成人每日1次，每次1片，饭后口服（不得咬碎药片）。当血尿酸有明显升高时，可暂时增大剂量，每日可服2～3次，每次1片。服药期间每日饮水量不少于2000毫升。禁忌证为对别嘌醇、苯溴马隆及溴化物过敏者；肾功能不全，肌酐清除率小于40毫升／分钟，血清肌酐大于133微摩／升者；有肾结石形成倾向者；严重肝损害者；痛风急性发作期患者；妊娠和哺乳期妇女；14岁以下儿童。治疗初期由于尿酸石溶解，可能会出现转移性痛风发作。由于排尿酸作用增强，也可能会发生尿酸结晶沉积或形成尿酸结石。

降尿酸药物对痛风石和尿酸性尿路结石有哪些作用

对于尚没有皮下痛风石和痛风性肾结石的患者，服用降尿酸药物能有效地维持血尿酸在正常范围，再配合饮食控制，多饮水和碱化尿液等措施，就可有效地预防皮下痛风石和痛风性肾结石的形成。对于已经形成的皮下痛风石和痛风性肾结石，治疗效果应根据具体情况而定。对形成时间不长和体积较小的皮下痛风石和痛风性肾结石，经降尿酸药物治疗后可望使其消散。数量较多、体积较大的肾结石，用药物治疗效果很差。皮下痛风石形成多年后，一般均已包裹，其中的尿酸盐结晶难以释放出来进入血液循环，所以通过服药消除痛风石的可能性很小。但如果不是弥漫性存在，可配合手术治疗，并坚持术后长期用降尿酸药物，预后仍然良好。对药物治疗而言，有痛风性肾结石的患者，应首选别嘌醇，而服用促进尿酸排泄的药物要慎用，因为促进尿酸排泄的药物可增加尿中尿酸的含量，不利于肾结石的溶解。对皮下痛风石，单纯用别嘌醇难以使其消散，常需合用促进尿酸排泄的药物，如苯溴马隆等。

哪类痛风患者应该碱化尿液

碱化尿液可以促进尿酸盐溶解，防止尿酸盐结晶沉积于肾小管或在尿酸排出过程中形成尿路结石。适宜使用尿碱化剂者有：酸性尿者（尿 pH 值小于 6.0）；每日尿尿酸排泄量达 800 毫克以上者；使用促进尿酸排泄药物者；尿路结石或曾有尿路结石者；痛风性肾脏病患者。常用药物有：苏打片，每次 0.5 ~ 1.0 克，每日服 3 次，调节尿 pH 值在 6.2 ~ 6.8 为宜，但合并有高血压和心功能不全的患者慎用苏打片；或碱性合剂（枸橼酸 140 克，枸橼酸钠 98 克，加生理盐水至 1000 毫升配制而成）每日服 3 次，每次 20 ~ 30 毫升；乙酰唑胺 0.25 克，临睡前口服。

各类痛风并发症患者
用药应注意的事项

痛风并发高血压患者用药原则是什么

痛风并发高血压患者应在治疗原发病的同时积极进行降压治疗。降压药物的选择要充分考虑某些药物对血尿酸的影响，如使用不当可导致痛风性关节炎的发作。

1. 适宜患者选用的降压药物

血管紧张素受体阻滞剂，如科素亚、海捷亚、代文等是痛风并发高血压患者良好的降压药物。这类药不仅有可靠的降压效果，而且有抑制肾小管对尿酸重吸收的作用，从而在降低血压的同时，可降低血尿酸，且其不良反应发生率远低于血管紧张素转化酶抑制剂，故可作为痛风伴高血压患者的首选降压药物。

2. 患者不宜选用的降压药物

噻嗪类利尿剂、依他尼酸（利尿酸）、呋塞米（速尿）、氨苯蝶啶、螺内酯（安体舒通）等均可降低尿酸的排泄，甚至使尿酸明显升高而导致关节炎发作，故不宜选用；β 受体阻滞剂可使肾血流量减少，不利于尿酸的排泄，也不宜使用；血管紧张素转化酶抑制剂，如卡托普利等口服后，约 40% 患者出现血尿酸轻度至中度升高，老年患者血尿酸升高的发生率可达 70％以上；痛风并发高血压患者服用卡托普利等药要慎用，对接受卡托普利治疗的患者，需监测血尿酸变化，如有明显升高，应改用其他降压药物，以免诱发痛风性关节炎发作。

痛风并发高脂血症患者用药应注意哪些问题

1.痛风并发高血脂患者的治疗原则

痛风并发成高脂血症的治疗关键是控制饮食、合理运动。单纯依靠降血尿酸药物虽也可使血尿酸值降至正常，但高脂血症不会随血尿酸下降而改善。因此,控制饮食、合理运动仍是治疗高脂血症的基础，两者不能奏效时，则可使用降脂药。

2. 根据高血脂的不同类型而选药

降脂药的选用可根据以下类型而定：

（1）高三酰甘油血症。这是痛风患者最常见的并发症，宜选用纤维酸类（贝丁酸类）药物，如吉非罗齐（诺衡）、非罗贝特（力平脂）等。

（2）高胆固醇血症。宜

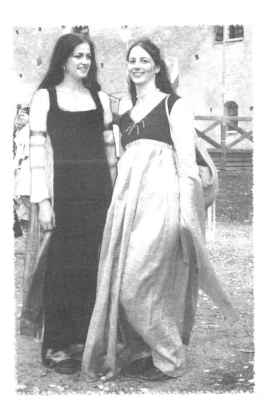

选用羟甲基戊二酸单酰辅酶 A 还原酶抑制剂,即他汀类,如辛伐他汀(舒降之)、洛伐他汀(美降脂)、普伐他汀等。

(3)混合性高脂血症。宜采用上述药物联合治疗,但一般不主张两类降脂药同时服用,因为这将大大增加药物不良反应的发生率,尤其是肝脏受损、肝酶升高及肌肉病变,如肝炎的发生率明显升高,故宜两类降脂药物周期性交换使用。

此外,痛风并发高脂血症患者可根据病情选用降脂中药。降脂中药品种较多,不良反应小,但降脂效果参差不齐,常有的制剂有血脂康胶囊、绞股蓝皂苷、月见草油丸、心血康、毛冬青片、复方丹参片、生脉饮等,均可对症选用。

痛风并发冠心病患者用药应注意什么

1. 患者的治疗原则

此类患者在治疗痛风的同时,还要积极治疗冠心病,戒烟戒酒,适当运动,并有针对性地扩张血管,解除痉挛,改善血液循环,以预防和减轻冠心病和心肌梗死的发作。

2. 适宜选择的药物

适宜选用的药物:扩张血管药物可选用硝酸酯类,常用硝酸甘油和硝酸异山梨酯(消心痛)等。此类药物能有效地扩张冠状动脉,缓解血管痉挛,增加侧支循环血流,改善供血状况,同时又可扩张周围小动脉和小静脉,减少回心血量,减轻左心室前负荷及室壁张力,改善心肌血液供应。痛风并发动脉硬化患者还可选用中成药制剂,如复方丹参滴丸、地奥心血康等药,其扩张血管作用持久,不良反应小,便于使用。

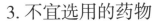

3. 不宜选用的药物

β受体阻滞剂、血管紧张素转换酶抑制剂及钙拮抗剂等。这些药物虽然也可扩张血管,在动脉粥样硬化及冠心病、心肌梗死治疗中常用,但因其使肾血流量减少,不利于尿酸排泄,故痛风患者应慎用或最好不用。

痛风并发肥胖症患者用药应注意什么

1. 痛风并发肥胖症的治疗原则

痛风并发肥胖症的治疗原则为控制饮食、合理运动、减轻体重。在基础治疗仍不能奏效时,则可联合应用降尿酸药和减肥药。

2. 宜选用的减肥药

(1)中枢性减肥药。如西布曲明,其特点是疗效可靠,不良反应小,具有良好耐受性,且能降低血胆固醇和三酰甘油,增加胰岛素敏感性,从而有利于降低血糖,并通过减轻体重,使高血压症状也获得改善。

(2)中枢类减肥药。奥利斯他(塞尼可)是目前唯一的非中枢性减肥药,它主要通过抑制胃肠道的脂肪酶而阻断脂肪水解,从而减少脂肪吸收,可使膳食中的脂肪吸收量减少30%,体内脂肪储存量也相应减少而达到减肥目的。奥利斯他口服后仅有1%被吸收,故不良反应小,除具有减肥作用外,对高脂血症也有良好的治疗作用,还可改善糖代谢。

痛风病的治疗与调养

痛风并发糖尿病患者用药应注意什么

1. 治疗原则

痛风并发糖尿病患者除控制饮食、减轻体重、适当运动及改变不良生活方式外，其治疗与非痛风患者基本相同，各类降血糖药对血尿酸并无不良影响，一般不会引起痛风性关节炎的发作。

2. 用药注意事项

有人认为，胰岛素可使血尿酸升高，甚至引起痛风性关节炎急性发作，但在临床上这种情况极少见，故痛风并发糖尿病患者如果有需要胰岛素控制的症状，应及时采用胰岛素，以便有效地控制血糖。持续的高血糖状态，尤其是在出现酮症酸中毒及血乳酸增高的情况下，反而使肾脏排泄尿酸的能力下降，血尿酸进一步升高，甚至引起痛风性关节炎急性发作。

需注意的是，在口服降糖药中，第一代磺脲类药，如乙酰磺环己脲，具有降低血糖与血尿酸的双重作用，但由于其半衰期长，易蓄积而致低血糖，不良反应又较第二、三代磺脲类药物多，故临床并不采用。

急性痛风性关节炎患者怎样使用抗生素

痛风性关节炎急性发作时，患者关节局部的红、肿、热、痛是由尿酸盐沉积造成的无菌性炎症，使用抗生素治疗并无作用，此时只需用秋水仙碱治疗即可缓解。如果关节附近有痛风结节破溃，同时伴有急性关节炎发作，为了预防可能出现的细菌感染，可以酌情给予抗生素治疗；如果关节周围的痛风结节破溃后发生了化脓性细菌感染，也会引起关节周围红肿与疼痛，而不一定属于痛风性关节炎急性发作，此时必须使用抗生素治疗，而无须使用秋水仙碱。

一般情况下，痛风患者伴有发热及细菌感染，如果只有关节炎及痛风结节而确实无肾脏病变，尿常规及肾功能检查正常，则抗生素的选择及使用剂量与一般患者基本相同。痛风患者往往存在潜在性肾脏病变，临床无明显症状体征，因此痛风患者在选择抗生素时应尽量使用没有肾毒性或肾毒性较小的抗生素制剂，如青霉素类、红霉素、螺旋霉素、林可霉素、麦迪霉素、头孢菌素类、磷霉素、黄连素等。对肾脏有损害的抗生素，如庆大霉素、卡那霉素、链霉素、磺胺类药物等，不宜选用。

怎样治疗急、慢性尿酸性肾病

1.急性尿酸性肾病治疗

急性尿酸性肾病常继发于白血病、淋巴瘤及其他恶性肿瘤的治疗和放疗过程中，如能早期治疗，肾损害可以完全恢复。其主要治疗方法有：

（1）纠正高尿酸血症。对白血病、淋巴瘤及其他恶性肿瘤治疗前已有尿酸值升高者，在进行化疗、放疗或使用药物过程前，应先纠正高尿酸血症。

（2）增加尿量及碱化尿液。白天可用5%碳酸氢钠静脉滴注，夜间服用乙酰唑胺，保持一定的尿量，使尿 pH 值保持在 6.5 以上；如伴有高血压、充血性心力衰竭等情况，对碳酸氢钠不能耐受时,也可使用乙酰唑胺来增加尿量及减缓尿液。

（3）预防及纠正肾功能衰竭。在进行化疗和放疗的同时,每日可给予别嘌醇0.2～0.6克;如已有肾功能衰竭,除应用大剂量别嘌醇（每日0.6～0.8克）及一般的肾功能衰竭处理措施外,还应积极进行肾透析治疗,大多数急性肾功能衰竭患者经透析治疗后可以逆转。

2. 慢性尿酸性肾病治疗

对于慢性尿酸性肾病患者,可采用以下方法进行调治:

（1）调节机体状态。少食高嘌呤和高热量食物,避免饮用含酒精饮料,对超体重者应控制总热量,但注意不能使体重骤减而引起痛风急性发作;每日维持3000毫升以上的液体摄入,增加尿酸排泄,防止尿酸在肾脏沉积,以临睡前饮水尤为重要;并发高血压者应积极进行降压治疗,但需注意合理选择降压药物,以免某些降压药加重高尿酸血症。

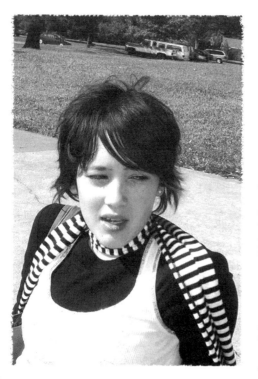

（2）使用排尿酸药。凡肾功能正常及24小时尿尿酸小于4.165毫摩尔者,均可使用排尿酸药。可用丙磺舒抑制肾近曲小管对尿酸的重吸收,促进尿酸排泄,从小剂量开始,每次0.25克,每日2次,逐渐增量,一般每日1～1.5克,最大剂量不超过2克,即能有效控制血尿酸浓度。苯溴马隆疗效优于丙磺舒,不良反应也比丙磺舒小,近年来较为常用。用药期间应保持足够液体摄入,碱化尿液,可使用乙酰唑胺 0.25 克,临睡前口服,使患者夜间有足够尿量并能起到碱化尿液的作用。

（3）抑制尿酸生成。主要使用抑制尿酸生成药别嘌醇,剂量和用法视病情而定,通常每日 0.2 ~ 0.4 克。当肾功能不全时,须按肾小球滤过率加以调整,如肌酐清除率为 20 毫升 / 分钟,则剂量应小于每日 0.1 克。

3. 尿酸性结石患者治疗

尿酸性结石的治疗方法主要有以下几种:

（1）低嘌呤饮食并保持充足尿量。患者每日饮水不少于 3000 毫升,保持每日尿量在 2000 毫升以上,以利于尿酸的排出;必要时可在补充足够水分的前提下给予利尿剂,如硝酸异山梨酯（速尿）等帮助排尿。

（2）碱化尿液。根据尿酸盐溶解度,pH 值为 5 时,每升尿可溶解 80 毫克尿酸;pH 值为 7 时,可溶解 154 毫克尿酸。因此如能使碱化尿液 pH 值接近 7 时,不仅可预防尿酸性结石的发生,而且可溶解已形成的结石。当 pH 值小于 6.0 时,必须加用碱性药物。口服小苏打,每日 3.0 ~ 4.0 克,分次服用;或口服枸橼酸合剂（枸橼酸 40 克,枸橼酸钠 60 克,枸橼酸钾 60 克,橙皮酊 6.0 毫升,加 85% 的糖水至 600 毫升）,每日 4 次,每次 10 ~ 30 毫升。静脉注射法疗程短,常用 0.167 摩尔 / 升乳酸钠溶液。短期注入大量碱性药物,应密切监测血压、血尿酸、尿 pH 值及心肺功能。乳酸钠输入 3 ~ 4 小时后,尿 pH 值可维持在 7.0 ~ 7.5,平均约需静脉滴注 7 天,结石在 3 ~ 10 天消失。

（3）合理选择降尿酸药。别嘌醇可防止尿酸结石形成,用于饮食控制效果不佳的高尿酸血症。可每次使用 0.1 克,每日 3 次,口服,必要时可增加用药剂量。

（4）外科治疗。适用于结石较大、经内科治疗不易排出体外并引起明显的临床症状及并发症者。包括体外震波碎石,经皮肾镜取石及手术切开取石。尿酸性结石多数与尿酸代谢紊乱有关,在外科治疗的同时,更要强调药物及饮食等联合治疗,以防止结石复发和溶解残余结石。

中医对痛风的治疗是怎样分型论治的

中医根据痛风病因,将痛风分为湿热蕴结、瘀热内阻、痰浊凝滞和肝肾阴虚 4 种类型,并按以下原则分别进行治疗:

（1）湿热蕴结型。临床表现为发热口渴,头重如缠,心悸心烦,关节红肿,疼痛剧烈,局部灼热,便秘黄尿,舌苔黄腻,脉滑数。治疗办法是清热解毒,活络散结。

（2）瘀热内阻型。临床表现为关节痛如针刺刀割,固定不移,局部肿胀变形,屈伸不利,皮色紫暗,出现结节聚块,舌质紫暗或有瘀斑,苔薄黄,脉弦涩或沉涩。治疗原则是化瘀散结,泻浊通络。

（3）痰浊凝滞型。临床表现为关节肿胀、畸形、僵硬,活动受损,局部出现较大结节凝块,甚者溃烂,流出膏脂状物;颜面水肿,头晕目眩,食少纳呆,舌淡胖,苔白腻,脉沉缓而滑。治疗原则是健脾益气,祛痰化浊。

（4）肝肾阴虚型。临床表现为关节肿胀,缠绵作痛,昼轻夜重,病久屡发,局部关节畸形,筋脉拘急,屈伸不利,步履不便,肌肤麻木不仁,面色晦暗,颧红口干,头晕耳鸣,腰膝酸软,盗汗遗精,舌边尖红,少苔,脉细数。治疗原则是滋阴降火,益精填髓。

中医对痛风的治疗是怎样分期论治的

中医将痛风分为急性期、间歇期、慢性期、肾病期 4 个阶段,并分别采取不同的治疗办法。

(1)对急性期治疗。临床症状为关节红肿热痛,口干舌燥,面红耳赤,大便干结,小便赤黄,舌红,苔黄腻,脉滑数或弦数。治宜清热解毒利湿,通经活络止痛。

(2)对间歇期治疗。临床症状为关节疼痛停止,疲倦乏力,少气懒言,四肢困重,舌红苔白腻,脉沉细。治宜益气活血,利湿通络。

(3)对慢性期治疗。临床表现为关节僵硬、畸形,疼痛时而发作,活动不利,皮下出现结节,疲倦乏力,舌淡红或有瘀斑,脉细。治宜活血化瘀,补益肝肾。

(4)对肾病期治疗。痛风肾病期中医将其区分为阴阳虚实分别论治。

① 实证。以湿热淋证为多见,表现为尿频、尿急、腰痛、尿痛、血尿及排尿困难,尿中时有沙石排出。舌红,苔黄腻,脉滑数。治宜利尿通淋,排石止痛。

② 虚证。肝肾阴虚者表现为头晕耳鸣,腰膝酸软,低热口干,舌红,少苔,脉细数。治宜滋补肝肾,养阴生津。脾肾气虚者表现为疲倦乏力,少气懒言,畏寒肢冷,食欲不振,舌淡,苔薄,脉细数。治宜补气健脾,益肾填精。气阴两虚者表现为腰膝酸软,头晕耳鸣,疲倦乏力,食少木讷,口渴,舌淡,脉细数。治宜益气养阴。

治疗痛风的各种非药物疗法

什么是非药物治疗

非药物治疗顾名思义，就是除服药治疗以外，其他疗法都属于非药物治疗。例如各种手术治疗及各种理疗方法，都属与此范畴。

对痛风的治疗要坚持什么原则

痛风是一种终身性疾病，同时也是一种可以被有效控制的疾病，因此治疗痛风最好本着以下原则：

（1）要防治高尿酸血症。可采取药物治疗、饮食治疗、水的摄入等多种方法，以减少尿酸生成，促进尿酸排泄，从而纠正高尿酸血症，使血尿酸浓度经常保持在正常范围内，以争取病情逆转。

（2）要控制急性发作。可通过药物治疗和生活护理，尽快缩短与中止痛风性关节炎的急性发作，以缓解疼痛，最大限度地减少复发次数，从而防止慢性痛风性关节炎的形成与关节损害，保证关节功能正常。

（3）纠正代谢紊乱。运用综合防治措施，控制或纠正其他并存的代谢紊乱与疾病状态，如高脂血症、高血压病、糖尿病、肥胖、动脉硬化及冠心病等，以消除脑血管意外（脑卒中）、心律失常、心力衰竭、心肌梗死等威胁生命的严重并发症。

（4）稳定健康状况。鼓励患者进行适当的体育运动，养成良好的生活习惯，调节心态，增强体质，使患者能够保持正常的生活与工作能力。

（5）阻止病情发展。对已形成皮下痛风石或泌尿系统结石的患者，更应加强各种治疗措施，以中止尿酸沉积所引起的组织器官损害，保护肾功能，使病情长期稳定而不再发展，达到带病延年的目的。

清除痛风石通常都有哪些方法

痛风石形成的主要原因是患者长期得不到合理治疗，使血尿酸持续增高，尿酸盐在组织器官中不断沉积的结果。痛风石的形成是一个慢性过程，目前尚无治疗的特效药物。因此，积极治疗痛风，有效控制高尿酸血症，是防止痛风石发生与发展的关键。痛风的临床处理防重于治，主要包括限制高嘌呤饮食，戒酒，防止使用诱发关节炎及导致高尿酸血症的药物，同时有针对性地使用

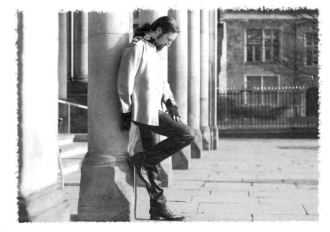

抗炎及降尿酸药物。对于一些较小的、形成时间较短的痛风石,通过较长时间的系统治疗,有可能完全消散;但对于较大的痛风石,则很难通过药物治疗消除。如果痛风石不断增大,对关节活动功能没有影响,也无破溃,则不必作特殊处理;如果痛风石较大,影响关节炎及四肢活动与功能,痛风石病灶内尿酸盐不断向病灶外转移使病情难以控制,则可进行抽吸或手术切除,接受手术治疗可以提高疗效。手术后再应用降尿酸药物治疗,血尿酸下降加快而且平稳,高尿酸血症容易控制,急性关节炎发作也能显著减少。对于闭合的痛风石,术后伤口常能很好愈合。对已经破溃的痛风石,伤口很难愈合,易发生细菌感染,应保持局部创面的清洁,每日用生理盐水和消毒液清洗创面,尽可能将结节内的尿酸盐清除干净,可加快伤口的愈合。对较大的痛风石破溃且范围广、破溃时间长者,可行手术切除治疗;如已并发感染,有发热、白细胞升高时,应进行抗感染治疗;对局部有脓性液体者需作细菌培养加药敏试验,以利于指导选择抗生素。

哪些类型的痛风石应该采取手术治疗

一般来说,当痛风石(痛风结节)患者出现以下情况时需要手术治疗:

(1)关节周围或肌腱中的痛风石影响关节活动与功能,或导致关节变形;手术治疗可帮助关节功能恢复,并可防止痛风结节进一步发展与增大而破坏关节。

(2)较大的结节压迫神经,影响关节及肢体功能并出现明显症状,如手腕屈肌肌腱中痛风结节压迫正中神经而致腕管综合征等。

（3）痛风结节破溃导致皮肤及软组织坏死，慢性窦道形成，尤其是并发感染日久不能治愈者，如不行手术治疗，有导致全身感染的可能。

（4）巨大的痛风结节，尤其是数目较多者，适当手术切除后可减少体内尿酸的总量，有利于降低血尿酸、减少痛风发作及减轻肾脏负担。

哪些类型的痛风性关节炎适宜手术治疗

一般来说，当痛风性关节炎患者出现以下情况时需要手术治疗：

（1）关节已被尿酸盐广泛沉积浸润或被痛风结节侵犯，关节面、软骨、肌腱、滑膜、骨膜及骨骼，尤其是骺端遭到破坏，导致持久而顽固的关节疼痛、活动障碍，甚至功能丧失而影响正常生活者。

（2）关节已发生僵直、畸形或关节骨坏死（如股骨头坏死）者。

（3）关节受尿酸侵蚀与破坏后，已形成慢性窦道瘘管，以及继发关节腔慢性感染久治不愈者。

（4）须用手术复位或固定的骨折及关节脱位。

（5）已并发慢性骨髓炎者。

哪些痛风患者不宜进行手术治疗

一般来说，当痛风患者处于以下情况时不宜进行手术：

（1）痛风性关节炎急性发作期。

（2）关节或结节破溃已并发感染，尚未得到有效控制者。

（3）并发糖尿病、高血压，血糖及血压未得到满意控制者。

（4）并发有其他内科急性疾病或慢性疾病急性发作者。

（5）心、肺及肝、肾功能减退，不能耐受手术者。

（6）有其他外科手术禁忌证者。

推拿、按摩对治疗痛风有什么作用

推拿、按摩是指医生运用双手在患者体表的一定部位，施以不同的手法进行治疗的方法。现代医学证明，推拿、按摩是综合治疗痛风疾病的有效疗法之一。

推拿、按摩可提高患者的新陈代谢，降低血尿酸；推拿、按摩直接作用于皮肤肌肉，能改善肌肉的营养代谢，增加肌肉组织对多余尿酸的吸收、利用和排泄；可提高迷走神经的兴奋性，调节肾上腺素的分泌功能；有较好的活血止痛、缓解和治疗血管神经并发症的作用；可反射性提高人体免疫功能，达到扶正祛邪的作用。总之，推拿、按摩对痛风有较好的防治作用，可作为治疗痛风的一种辅助疗法。

处于痛风急性期的患者为什么不宜采用物理疗法

痛风急性发作主要表现为大脚趾或足背部、踝关节夜间突然剧痛，外表红肿、发热，局部肿胀。有些人便按照常规治疗方法，发作时进行局部冷敷，希望通过冷传递，促使小血管收缩，减轻局部充血和渗出，帮助止痛，或在缓解期进行热敷，以促进血肿吸收，帮助消炎消肿，加速组织再生。但结果往往适得其反，使病情加重。

专家提醒，痛风引起的炎症与一般外伤的炎症有所不同。痛风是由于体内某些酶异常，血中尿酸过多，尿酸以微小结晶形式沉积在关节滑囊、肌腱、软骨和关节周围其他组织中，大量白细胞吞噬尿酸结晶后受到破坏，释放出内部的溶酶，破坏周围组织细胞，引起局部组织充血水肿。冷敷虽然可暂时使局部疼痛减轻，但低温刺激使局部血管收缩，血流减少，不利于痛风吸收与消散，且局部低温，容易导致尿酸更多沉积于皮下，使局部炎症加重。热敷会加重病变部位充血、水肿，非但不能止痛，有时反使疼痛升级。因此，痛风急性期冷敷与热敷均不可取。最简易安全的处理方法是卧床休息，尽量减少搬动，抬高患肢，并立即应用药物秋水仙碱。此外，针灸、按摩等疗法也会使局部急性炎症

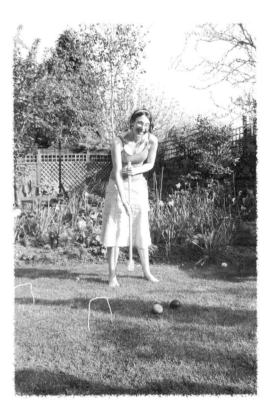

加重，不宜采用。局部则不宜贴伤湿止痛膏、麝香追风膏，或涂擦风湿油、正骨水之类的药物。慢性期则可以考虑应用。

怎样判断痛风的治疗效果

痛风治疗效果良好体现在哪几方面

经过积极的综合治疗，如能达到以下指标，说明痛风治疗效果良好：

（1）痛风性关节炎不再发作，关节功能及形态均保持正常。

（2）无痛风石和泌尿系统结石。

（3）常见并发症如高血压、高脂血症、冠心病、肥胖症、糖尿病等能得到有效控制。

（4）血尿酸长期稳定在正常范围（最好在360微摩／升以下），尿常规和肾功能正常，X线检查关节正常。

痛风治疗效果不佳体现在哪几方面

痛风患者如有下列情况者，则表明治疗效果佳：

（1）降尿酸药物治疗效果不理想或因不良反应不能使用降尿酸药物，高尿酸血症得不到有效控制者。

（2）痛风性关节炎频繁发作，1年内发作5~6次以上者。

（3）痛风石不断增多、增大和有破溃者。

（4）有严重的痛风性肾病、肾功能减退和双侧广泛的痛风性肾结石者。

（5）除痛风仍有明显症状外，兼有多种并发症者，如心脑血管病（脑动脉硬化、脑卒中和冠心病等）及其他代谢紊乱性疾病（如高脂血症、肥胖症、糖尿病等）。

痛风病患者的
保养与保健

　　在医生指导下养成良好的饮食和生活习惯，如忌食动物内脏、海鲜、浓肉汤等高嘌呤食物，少食高脂肪食物，适当多饮水，以促进尿酸排泄等。

生活中痛风患者的自我养护

痛风一旦确诊后患者应注意哪些问题

目前，高尿酸血症及痛风在我国的患病率明显上升，已成为多发病、常见病，但不少病例由于多种原因而贻误治疗时机，这对病情的控制极为不利。因此，一旦被确诊为痛风，应注意以下几点：

（1）到综合性医院的痛风专科就诊，作适当的检查，查出痛风的原因及与痛风相关的疾病。临床上痛风可以分为原发性和继发性两种，继发性痛风去除原发病后通常会恢复正常，而原发性痛风则病因未明，并且占绝大多数。

（2）长期接受专科医生的治疗，经过系统的规范化治疗，一般预后良好。即使痛风发作也不用担心，目前已有效果非常好的药物治疗痛风。关键是要坚持正规治疗，定时复查，千万不可迷信片面宣传所谓的特效药，以免贻误治疗。

（3）在医生指导下养成良好的饮食和生活习惯，如忌食动物内脏、海鲜、浓肉汤等高嘌呤食物，少食高脂肪食物，适当多饮水，以促进尿酸排泄等。

痛风患者怎样在家中进行自我养护

痛风是终身性疾病，住院治疗的时间是有限的，绝大部分时间患者要像健康人一样参加工作、学习、社会交往和家庭生活，所以要强调患者的自我护理和家庭护理。有些痛风患者之所以反复住院治疗，就是自我护理及自我管理做得不好，这不仅给个人带来痛苦，也给家庭增加负担，所以痛风患者要清楚认识到良好的自我护理是良好治疗的基础。痛风患者及其家属一定要掌握有关的痛风防治常识，要学会检验尿pH值，掌握饮食疗法，了解使用止痛药与降尿酸药的注意事项，从而在医生指导下长期坚持自我护理和自我治疗。患者家属要督促患者保持有规律的生活，督促帮助患者严格执行饮食治疗，并鼓励其积极参加力所能及的体力活动，要协助患者坚持对血尿酸的监测，注意观察用药情况，及时调整用药。要尽量使患者避免精神紧张及精神刺激，搞好个人卫生，保持皮肤清洁，预防感染。只要患者及其家属坚持良好的护理，痛风就能得到较好控制。

痛风患者日常起居要把握哪两个原则

有规律的生活，可以使机体代谢保持最佳状态，是痛风患者控制病情的必要条件。因此痛风患者饮食起居要有规律宜掌握好以下两个原则：

（1）定时。即每日定时起床，定时进食，定时运动，定时睡眠。做到三餐进餐时间固定，运动时间固定，一般定在餐后1小时为宜。如果进餐后马上运动会影响食物吸收，而空腹运动会引发低血糖，大多数人习惯晨起空腹锻炼，而痛风患者不宜。定时睡眠、定时起床，可使机体得到充分休息，以保证白天的作息时间得以实施，一般保证每日 8 小时睡眠即可。

（2）定量。首先饮食要定量，一日三餐的分配原则是 1/5，2/5，2/5，如果一个人一日的主食是 250 克，那么早餐是 50 克，午、晚餐各 100 克，以此类推。每日进食量要保持一致，不可随意加减。其次运动也要定量，要注意运动的规律性、稳定性和持续性，要选择那些适量的易于长期坚持的运动项目，以每次 20 分钟或半小时，感觉身上微汗出，心跳每分钟 110 ～ 120 次而又不感到疲劳为度。

避免痛风急性发作要注意哪些问题

痛风是由于人体内血尿酸增高而引起的病变，其急性发作主要表现为关节红、肿、热、痛、功能障碍等。因此，预防痛风急性发作应以控制尿酸为主，具体有以下措施：

（1）控制饮食，主要是指减少含高嘌呤食物的摄入。根据患者的体重和活动量合理安排一日三餐。多饮水，保持每日有充足的尿量以排泄尿酸。

（2）工作和生活中要注意劳逸结合，并要持之以恒，作息要有规律，尽量避免寒冷潮湿环境，情绪要平和，心态要乐观。

（3）戒除一切不良嗜好，如吸烟、酗酒、饮浓茶、嗜咖啡等，养成良好的生活和工作习惯。

（4）应积极治疗原发病，如血液病、肾病、高血压、高脂血症、糖尿病等易并发痛风的疾病。

（5）定期检查血尿酸，如其值增高明显，则应采取有效措施控制尿酸。

（6）适当服用一些治疗痛风的药物，尤其是在好发季节。

春天为什么尤要谨防痛风的发作

春季往往天气变化无常，如果鞋袜保暖作用差，极易受寒。特别阴雨天气较多，鞋袜极易受潮，由于水分蒸发会带走大量热量，局部皮肤温度可进一步降低。如果高尿酸血症未得到控制的痛风患者，此时尿酸在局部沉积往往加快、加重，从而诱发痛风的发作。因此，春天尤要谨防痛风发作。

防止春天痛风发作要注意哪些问题

（1）要养成良好的饮食习惯，应根据每日活动量安排 3 餐，定时定量进食，避免或少吃嘌呤含量较高的食物，不要吃得过饱，以免体重超重。

（2）要养成饮水习惯。要多饮水，保持每日有充足的尿量，以利于尿酸的排泄，不要等到有明显口渴感时才想到饮水。

（3）每日要安排一定时间的运动和体力活动。这点对从事脑力劳动或长期坐办公室的人尤为重要；此外，生活要有规律，要按时作息，戒除不良的生活习惯，如吸烟、酗酒、熬夜等。

（4）情绪要稳定，情绪要乐观。

中老年患者春天为什么有必要做一次检查

中老年患者每年春天都应做到做一次健康检查。主要目的为检测血液的尿酸浓度，特别是对有痛风家族史、肥胖以及有高血脂、高血压、糖尿病者，更应检查血尿酸，以期尽早发现高尿酸血症，以便及时诊断和治疗。

远离空调对痛风关节炎患者有什么好处

痛风性关节炎可使患者的机体组织对外来刺激反应能力下降，组织器官内物质代谢失调，体质变弱，抵抗力下降，容易招致感染。夏季室内用空调，一方面使室内空气不易流通；另一方面寒冷刺激会使体内交感神经处于兴奋状态，肾上腺素分泌增加，促进分解代谢，使血尿酸升高，又使身体产热不够，耐寒能力下降。患者本身抵抗力就差，室内空气流通较差，易引发感冒，尤其开着空调睡觉更易着凉，致使局部关节受寒而诱发痛风性关节炎急性发作。因此说，痛风性关节炎患者夏季应远离空调。

痛风患者为什么不宜"秋冻"

民间有"春捂秋冻"的说法，意思是说春天气候多变，乍暖还寒，不宜马上减少衣服以免受寒；秋凉时不要马上增加衣服，以锻炼自己的御寒能力，为适应寒冷的冬季作准备。这是人们适应自然气候的通常方法。但痛风患者较具特殊性，应随时依据天气变化增减衣服。这是因为，长期或间断高血尿酸使血液渗透压升高，抑制白细胞的吞噬能力，使机体抵抗力下降。痛风患者，尤其有并发症时，机体代谢严重紊乱，多种防御功能缺陷，对入侵微生物的积极反应均受到抑制，因而极易感染，且感染严重。痛风患者常并发血管、神经病变，导致微循环障碍，局部供血较差，组织氧浓度降低，影响局部组织对感染的反应，有利于厌氧菌生长，易引起组织坏死和坏疽。另外，寒冷可引起血管痉挛，使血流缓慢，易诱发心、脑血管疾患并使血尿酸升高，加重痛风病情。

痛风患者在冬季应注意哪些问题

冬季寒冷，人们的室外活动相对减少，为保持身体热能，进食相对增多。在正常情况下，寒冷可促使体内分解代谢增加，促进肌肉细胞产热，致使血尿酸升高。以上各种因素均可导致患者的病情相对加重，因此痛风患者在冬季必须注意以下几点：

（1）注意保暖。因痛风患者肌肉摄取葡萄糖能力下降，身体产热不够，耐寒能力下降。另外寒冷刺激本身可使患者呼吸系统抗病能力减弱，易患感冒甚至肺炎，因此冬季注意保暖非常重要。还应注意的是由于痛风患者手、足部受寒易诱发痛风性关节炎急性发作，所以要经常注意保护自己的手、足，发现病变及时治疗。

（2）注意控制饮食。因冬季进食增多，更要注意避免高嘌呤饮食。在保暖的前提下应逐渐增加室外活动，一方面增加周围组织对糖的利用，一方面提高耐寒能力，增强体质，还应注意经常开窗痛风，保持室内空气新鲜。

（3）注意监测血尿酸、尿尿酸。根据血尿酸、尿尿酸水平，随时调整药物剂量，使血尿酸保持相对稳定，可避免各种急、慢性并发症的发生、发展。尤其冬季各种心血管疾病相应增加，痛风患者更应注意。对已并发有心肌供血不足及高血压的患者，除控制好血尿酸外尚应服用改善心、脑血管病变的相关药物。

（4）注意保养皮肤。冬季空气比较干燥，出汗也相应减少，皮肤比较干燥，洗浴次数也相对减少。洗浴时不要用碱性的清洁物品，以免诱发皮肤瘙痒，浴后最好涂些润肤霜。

老年痛风患者不同季节应注意些什么

由于老年人各方面生理功能逐渐减退，老年人痛风的特点是对高血尿酸的耐受性随年龄增长而增加，随四季变更而波动，临床症状多不明显，急性并发症病死率高，易发生血管、神经并发症。因此在四季变更时，老年痛风患者应注意以下事项：

1. 初春和春冬季需要注意的方面

初春和冬季气候寒冷，老年人多伴有冠心病、脑血管病、下肢血管病以及高血压等并发症，寒冷刺激本身即可加重这些病变，引发心绞痛、心肌梗死及脑血管意外等。因此，老年人冬季更应注意监测血尿酸，严格控制痛风；同时要注意适当体育锻炼，增强体质，保持心情舒畅，戒掉烟、酒等不良嗜好，以预防并发症。老年人易患痛风性关节病，由于血管神经病变对疼痛感觉形成障碍，容易受到损伤而常不被察觉以致继发感染，一旦感染则经久不愈。冬季老年人喜欢用热水袋、电热毯等暖身暖足,更易引起烫伤,最终造成不良后果。老年人体质较差,在冬春季节易患感冒乃至患肺炎,一旦感染极易诱发痛风性关节炎急性发作。

2.夏季需要注意的方面

夏季每个人出汗都较多,而老年人渴感减弱、迟钝,高血尿酸的渗透性利尿作用导致失钠和脱水,若得不到及时补充,可诱发低血压及昏迷等。因此,老年人夏季应多补充水分,多饮淡盐水;同时老年人常患有前列腺肥大,排尿困难,易致尿潴留而引发或加重泌尿系统感染。另外,尿尿酸较实际血尿酸水平偏高时,尤应注意个人卫生,及时排尿。夏季皮肤潮湿,皮肤暴露于外易并发皮肤感染,也应引起注意。夏季人们食欲相对较差,老年人由于胃肠功能减弱,易致便秘,加上出汗、尿多、失水,更加重便秘。夏季防治便秘可多食蔬菜,增加活动量,或服润肠通便药物。由于老年人对气候适应性差,尤要注意防止中暑。夏季气候闷热潮湿,影响休息和睡眠,老年人由于耐受性差,易引发心、脑血管疾病。潮湿环境加上本身高血尿酸,易患湿疹、手足癣等。夏秋季还易使老年人患肠道传染病。以上均可使痛风性关节炎病情加重,而痛风性关节炎又影响其治疗效果,必须加以预防。

3.秋冬季节需要注意的方面

秋冬季气候干燥,要注意补充水分。老年人本身皮肤功能衰退,皮脂腺分泌少,加之高血尿酸,皮肤呈慢性脱水状态,易患皮肤瘙痒,老年人冬季应注意保护和滋润皮肤。秋冬易患咳嗽,诱发支气管炎,常表现咽喉干痛,干咳无痰,注意润肺加以预防。

节假日怎样警惕痛风的发作

节日期间，人们常摄入大量高热量、高嘌呤的食物，因此容易诱发痛风。节日期间的痛风病往往首发或复发于酒宴后，常在半夜里 1~2 时，突然发生，急剧加重，在脚的拇趾和手拇指关节，剧烈疼痛、红肿发热，也可累及其他关节如踝关节，并可反复发作。有的人在关节、耳郭等处发生大小不一的结节（叫痛风石），并可破溃流出白色粉粒；有的人尿中出现蛋白、红细胞（甚至肉眼可见的血尿）、小沙石。

在节日期间，要谨防痛风的发生，首先要做到劳逸结合，适当地参加体育活动，不要长时间静卧或静坐；其次，饮食要均衡，不可暴饮和贪食，特别是对富含嘌呤的海鲜、动物内脏、啤酒、肉汤等，要控制进食量；第三，进补要合理，对那些含高核酸的保健品也不可多食，因为核酸的最后分解产物是尿酸；最后，注意多饮水，每日饮 2000~3000 毫升，可增加尿酸的排泄，在多饮水的同时也可饮些碳酸饮料，增加尿酸的排出。

外出时怎样防止痛风性关节炎的急性发作

痛风患者在出差、旅游时，由于长时间行走，关节局部极受到撞击、挤压或磨擦，一旦肢体在寒冷的气温中滞留过久和受其他因素的影响，极易引发急性关节炎，造成关节红、肿、剧痛，无法活动。如果持续数日，甚至更长时间，会严重影响患者的身心健康。因此，痛风患者在出差、旅游时，为防急性关节炎的发生，应做到以下几点：

（1）做好充分准备。首先确定自己的血尿酸已控制在较满意水平，无急性并发症，可耐受一定量的运动强度，方可外出旅行。出发前对于旅行路线、乘车时间及携带物品都要做好充分准备。带上足够的药品，特别是应付痛风性关节炎急性发作时的止痛药物，如秋水仙碱、非固醇类消炎药等，并妥善保管。要选择舒适合脚的鞋子，以免足部受伤。遇任何事情都应从容不迫，保持平和的心态，因为情绪波动同样会影响血尿酸。

（2）生活要有规律。旅游的日程安排尽量按平时的作息规律，按时起床、睡眠，定时、定量进餐，不要为赶时间而放弃进餐，也不要暴饮暴食，特别要注意高嘌呤饮食，切不可多饮酒（尤其是啤酒），同时要保证足够的饮水量。

（3）谨防过度疲劳。安排各种活动需恰当而有节制，运动量较大的活动如爬山等尽量减少。要保证充足的睡眠，以免过度疲劳，特别是长途行走。

（4）对症处理病变。旅途中由于紧张劳累，机体的调节功能等可以应付急需。若痛风病情加重，甚至导致痛风性关节炎急性发作，则要及时服药或到当地医院诊治，不可掉以轻心。

为什么居住在高原地区的人群尤其要警惕痛风

痛风在高原地区是一种常见病，发病除习惯认为的因素外，还与高寒、缺氧及高原饮食特点有关。高原地区空气稀薄，气候寒冷，大气压低，紫外线强。缺氧使人体各器官、系统发生不同程度的病理变化。缺氧时，乳酸、组胺、腺苷和二氧化碳增加,严重低氧环境可引起少尿。高原寒凉的气候、疲劳及高山反应等能促进人体蛋白质分解,增加尿酸生成。高原缺氧,肾血流量受影响,缺氧使乳酸代谢障碍,干扰尿酸的正常排泄,均成为肾脏排泄尿酸减少的重要原因。高原缺氧,末梢关节血液运行较差,导致组织酸中毒,发生氢离子浓度改变,影响蛋白质状态,使尿酸析出增加,更容易诱发痛风。因此,高原地区人群尤其要加强对痛风的防范。高原地区对痛风防治的主要措施有:饮食结构要合理,荤素搭配,少食含嘌呤高的食物,少饮酒,劳逸结合。平时多饮水,以利血尿酸从尿中排出。这样可减少痛风的发病率。

痛风患者为什么一定要搞好个人卫生

除生活有规律以外,痛风患者在生活中还要注意个人卫生。痛风患者长期代谢紊乱,造成抵抗力差,易受细菌或病毒侵犯而患疖肿、感冒、肺炎等。因一旦感染则不易痊愈,更会加重病情,甚至诱发并发症。因此,痛风患者必须讲究个人卫生。要严格饮食卫生,防止病从口入。要经常洗澡、换衣,防止皮肤感染。但洗澡不宜过勤,除夏日外每周1~2次即可,因为痛风患者多为中老年人,本身皮脂腺分泌减少,皮肤水分不足,洗浴过多会加重皮肤干燥,诱发皮肤瘙痒,一旦抓破易并发感染。此外经常检查自己的皮肤有无皮疹,检查足部有无外伤,修剪指(趾)甲时不要损伤皮肤,穿鞋要宽松舒适,这样才能避免机体遭受不必要的伤害。

痛风病的治疗与调养

痛风患者为什么应坚决戒烟

吸烟的危害性是有目共睹的,而戒烟可保护心脏和血管的功能,消除高血压,防止患支气管炎、肺气肿、肠胃病,尤其是能减少肺癌的发生。戒烟不但能保护自己的身体健康,而且能避免危害他人。健康人应当戒烟,痛风患者更应戒烟。虽然目前没有直接的证据表明吸烟可使血中尿酸升高,或者引起痛风性关节炎的急性发作,但吸烟已被证实为心血管疾病的危险因素之一。痛风本身也是心血管疾病的危险因素,两种危险因素并存时,其威胁性大大增加。可见,即使吸烟不会使血尿酸增高,痛风患者也应当坚决戒烟。

痛风患者为什么要注意做好足部护理

在痛风急性发作期,患者须严格卧床休息,并适当抬高患肢,以利于血液回流,避免受累关节负重。直至疼痛缓解72小时后开始适当轻微活动,促进新陈代谢和改善血液循环。护理时,可在有炎症关节处用50%乙醇(酒精)湿敷,或给予紫外线照射,使局部体液化学成分改变,可以减轻疼痛以及疼痛带来的心理压力。需要注意的是,在这一时期,足部不宜进行冷敷或热敷,因为冷敷容易导致尿酸进一步沉积在皮下,而热敷可使病变部位水肿。在痛风间歇期,患者应注意鞋子的选择,尽量穿柔软舒适的鞋子,避免足部磨损造成感染。冬天避免受凉,室温最好保持在20~22℃,对年老体弱者尤其要做好保温工作。

痛风患者的工作要本着什么原则

维持正常的工作是治疗痛风要达到的目标之一。一般来说，痛风患者经过有效的治疗，痛风急性发作都会明显减少，工作起来感觉精力充沛，干劲十足。这是因为有效的治疗，以及医生指导下的合理饮食，使病情得到改善的缘故。但是，如果患者对痛风缺乏正确的认识，不能按时服药，有效控制血中尿酸，就可能使病情逐渐加重，痛风反复急性发作，甚至病情累及肾脏，影响日常工作。需要注意的是，痛风患者要把握好工作的强度。工作强度应适当且长期保持稳定，不要过量，以完全胜任所承担的工作，日常生活不觉疲乏，或略觉疲乏稍加休息即可恢复为度。持之以恒的适当的工作不仅不会加重病情，甚至还可以成为运动疗法的一种形式，达到一定的治疗作用，不但可以增强周围组织对尿酸的敏感性，加强对血尿酸的利用，还可使患者自然地融入社会，保持身心健康。

痛风患者为什么应有节制地过性生活

痛风本身，或者说高尿酸血症对男子性功能不存在不良影响，痛风患者是有正常的性功能和生育能力的。但是，当痛风关节炎已经发展到关节畸形的时候，就会给性生活带来不便，比如膝关节肿痛时，采用男上位姿势性交就会有疼痛不适的感觉。一旦患者有了泌尿系统痛风石，导致尿路堵塞，尿流不畅，很容易引起尿路感染，性生活正是这种感染的诱因之一。病情发展至肾功能不全时，对性功能的影响就更为严重了。对于有痛风史的男性，如果纵欲过度，痛风将会发作频

痛风病的治疗与调养

繁,病情加重。因此,在重视药物治疗、控制饮食、控制饮酒的同时,痛风患者还应适当节制性生活,中年男子一般以每周不超过 1 次为度。如果病情已发展至关节畸形、肿痛,应采取女上男下位的性交姿势以保护患者疼痛的关节,否则会造成关节损伤。并发尿路结石的患者,应注意性卫生,避免尿路感染。当患者有明显的肾功能损害时则不宜进行性生活。

家人如何对老年痛风患者进行日常护理

由于老年痛风患者具有一定的特殊性,在护理时应注意以下事项:

(1)要做好心理护理。退休后无工作及经济收入的减少,丧失配偶或亲密朋友,生活上的空虚和孤独感以及生活方式的改变等,都可引起老年痛风患者心理障碍。在护理上要理解老人,热心地帮助他们,与他们建立相互信任的融洽关系,帮助他们克服心理障碍,接受家庭和社会的支持帮助,使他们能积极主动地接受痛风及其并发症的治疗。

(2)进行防病教育。以老人能理解的方式进行痛风防治教育,使他们了解或掌握有关的基础知识,提高治疗的主动性。

(3)做好饮食调理。根据老年人的习惯设计饮食控制方案,对于膳食计划必须给予耐心细致的指导,对自己准备膳食的老年人还应指导食品的选购。

(4)协助运动。可根据老年痛风患者的具体情况,帮助选择运动形式和规定运动的时间、强度等。运动前应协助患者做有关的各项检查,如心血管功能检查和眼底检查等。要注意观察运动产生的治疗效果,视情况改进运动方式。

（5）协助医生。医生在为患者设计好自我监测的方案并具体指导怎样实施后,患者及其家属在充分理解自我监测对治疗痛风的意义,患者及家属就要积极主动地具体实施。一是要学会检验尿酸碱度及尿尿酸的方法,知道怎样记录自我监测结果。对于无法独立完成自我监测的患者,家属应主动协助。

（6）要指导用药。家人应按医嘱指导患者用药,并告诉患者服药的时间、服药的次数及服药期间的注意事项。

医护人员护理痛风性肾病患者要做好哪几方面工作

痛风性肾病是痛风常见的慢性并发症之一。痛风性肾病早期是可以逆转的,所以早期发现及积极治疗可防止或延缓肾脏病变的发生与发展。一旦发生肾损害,在护理时要注意以下几点:

（1）要协助患者及其家属完成痛风的自我监测,按要求完成对血尿酸、尿尿酸、尿 pH 值及肾功能等的测定,以便为调整用药提供依据。

（2）督促患者按医嘱服药,并注意观察治疗效果。要严格控制血尿酸、高血压。显性痛风性肾病患者的血尿酸控制在 416 微摩尔／升以下,尿 pH 值应在 6.5～7.0,高血压者应把血压控制在 16～17.5／10.5～11.5 千帕为宜。

（3）设计低蛋白质饮食。由于低蛋白质饮食可减慢肾小管的损伤,延缓肾小球滤过率的下降,可使尿蛋白排泄量减少,故目前多主张低蛋白质饮食以动物蛋白质为宜。早期患者蛋白质摄入量可控制在每日 1 克／千克体重，中晚期患者以每日 0.6～0.8 克／千克体重为宜。

（4）对有水肿的患者可按医嘱使用利尿剂，同时要适当限制水和钠的摄入以尽量减轻肾脏负担。利尿剂中的利尿酸、硝酸异山梨酯（速尿）、噻嗪类利尿药，均可使尿酸排泄减少，引起痛风性关节炎加重或发作。而安体舒通、氨苯蝶啶、利尿酸的衍生物——特利酸等既可利尿，又可使尿酸排出。乙酰唑胺除有利尿作用外，还可碱化尿液，有利于尿酸的排泄。

（5）防止泌尿系感染。泌尿系感染会使痛风或痛风性肾病加重，最终导致肾功能衰竭，所以积极预防和治疗泌尿系感染非常重要。要督促患者搞好个人卫生，尤其是女性患者更要注意会阴部清洁卫生，有感染者应查明感染的细菌，作药物敏感试验，选择适当的抗生素治疗。

（6）定期为患者做尿微量白蛋白的测定及尿常规、血尿酸、肾功能的检查，以便及时掌握病情变化。

（7）要注意对患者肾脏的保护，避免使用对肾脏有毒害作用的药物及造影剂。

（8）尽量避免泌尿生殖器官遭各种器械检查及导尿，以免诱发感染。

痛风病患者的心理调节

对痛风患者进行心态调节可采用哪些方法

患者良好的心态是治疗痛风必不可少的条件之一，因此应对痛风患者常用以下方法来调节心态：

（1）说理开导法。又叫言语开导治疗或行为诱导治疗，是对痛风患者最基本的也是最常用的心理疗法。它是医生在给患者诊疗疾病过程中，用言语和行为影响其心理，使其不正常的心理得以调整，以达到治疗疾病的目的。

（2）转移注意法。是一种把患者的注意力从疾病上转移到其他方面去，以减轻病情或者使疾病转向痊愈的心理治疗方法。

（3）情感相胜法。又叫以情胜情治疗，它是一种运用五行相生相克的原理，用

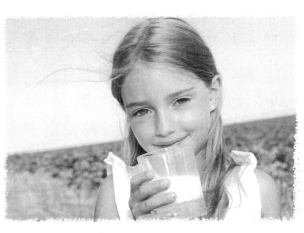

人为的情感刺激影响患者，使其不正常心理活动恢复正常，以改善疾病的治疗方法。

（4）定心安神法。它是一种以强调精神内守为核心的心理疗法。

（5）怡悦开怀法。又叫想象畅怀治疗，它是一种通过言语诱导使患者精神振奋，心情畅快，树立战胜疾病的信心，以防治疾病的心理疗法。

（6）导引行气法。又叫气功吐纳或调神养心治疗，它是一种强调身心同治，并以调身、调息、调心为理论核心的心理疗法。

"七情"能对痛风产生怎样的影响

喜、怒、忧、思、悲、恐、惊是人体感受外界刺激而产生的心理活动的外在情感反映，称为"七情"。在正常情况下，七情对人体健康影响不大，但太过则往往成为致病的主要原因之一。中医学认为"怒伤肝""喜伤心""悲伤肺""忧伤脾""恐伤肾"，都说明情感太过则易伤五脏而导致疾病的发生。尤其是痛风的发病已从单纯的生物医学模式发展到现在"生物—心理—社会"医学模式。研究发现，痛风的发病不仅与饮食结构及遗传基因障碍等因素有关，还与社会环境及心理因素有很大的关系。过度的忧思、悲愤、恐惧等不良精神刺激，可以使体内某些激素升高，从而诱发或加重痛风及其并发症，甚至出现痛风性关节炎急性发作等。

为避免痛风患者情感受刺激该怎样做

情感刺激是诱发和加重痛风病情的重要因素之一，因此要尽量避免。在护理过程中，为使患者免受情感刺激，可从以下几个方面着手：

（1）增强痛风患者的自我控制能力。自控能力的强弱与患者的生理功能是否健全及对痛风的认识是否正确有关。自控能力强的患者，能精神专一，发挥自己的主观能动性，不为种种情感刺激所干扰。临床上应根据患者的客观表现，向其详细述说病因，分析病情，使其对疾病有正确的认识，以改变其不良的心理状态，并启发其自制力，增强其自控能力。

（2）尽量减少各种精神刺激因素。家庭成员、医务人员及亲朋好友对痛风患者的精神安慰、体贴照顾是非常重要的。这种精神支持不仅避免了社会和家庭对痛风患者的不良精神刺激，而且能使患者保持良好的精神状态，克服恐惧心理，增强战胜疾病的信心。

痛风患者应用什么态度来对待自己的疾病

乐观精神对治疗痛风大有裨益，痛风患者要做到乐观对待疾病，可从以下几个方面着手：

（1）泰然处之。既来之，则安之。在患病过程中，凡事要从容以待，冷静思考，养成理智与冷静的心态，正确对待各种突然打击，做到"神安而不惧"。

（2）排遣焦虑。要善于自我解脱，使心神安定，要认识到疾病是可以控制的，要充满战胜疾病的希望和信心，不必过于担心和焦虑。

（3）心情舒畅。即采用各种方法使患者心情舒畅。如读书吟诗、弹琴作画、养花种树等，都能使患者心情舒畅，还能解除忧郁。心理学者认为，人的各种情绪的生理基础是条件反射的形成和改造过程，在适宜的内外环境中，条件反射的建立比较容易，情绪常常是积极乐观的。

什么是"以情胜情"疗法

对痛风患者采取以情胜情疗法，可有效地改善治疗效果。以情胜情的方法主要有以下两种：

（1）以喜胜悲。即以喜乐的言行和事物对悲忧者进行开导，使其心中欢快，重新振作精神。如讲故事、听相声及说笑话等皆能起到这种作用。若能结合患者修养层次，效果更佳。对悲忧于内而不显现的患者，可多次以诚挚之情与患者交谈，使患者吐露隐忧之情，然后再因势利导，让患者从苦闷状态中解脱出来，转悲为喜。

（2）以思胜恐。即引导患者进行思考，以解脱恐惧之法。如对痛风患者，因担心病情加重出现并发症而恐惧，就可以给他讲解有关痛风及并发症的知识，引导患者思考并得出结论，并不是每个痛风患者都会出现并发症，血尿酸控制良好就完全可以避免痛风性关节炎的急性发作，应该积极治疗，预防并发症的发生。这样，患者的恐惧心理就会渐渐消失，代之以积极、正确的治疗思想。通过类似的方法，可使患者产生理智的自控和克制，加快身体的康复，带病延年。

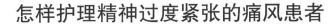

怎样护理精神过度紧张的痛风患者

精神紧张可导致机体暂时性心率加快、血压升高及情绪不稳定,对痛风患者来说,由于精神紧张,情感的剧烈变化会导致体内的激素分泌增加,使血尿酸升高,而血尿酸的升高可使痛风发作,病情加重。在护理精神紧张的痛风患者时,应注意以下几点:

(1)协助患者找出并消除引起精神紧张的因素,以避免患者再次受到精神刺激。同时,为患者解除疑惑,理顺情绪,使患者逐渐养成自我控制的能力,以避免不必要的精神紧张。

(2)加强对病情的观察。当患者出现口渴、尿频、视力模糊、胃痛、恶心、呕吐等症状时,应及时找医生进行必要的检查,及早发现相关的并发症。

(3)协助医生和患者做好病情的监测,尤其要注意血尿酸、尿尿酸的变化,也要注意尿 pH 值。要根据血尿酸的变化或医嘱及时调整降血尿酸药的剂量。

(4)帮助患者保持生活有规律,开展有益的体育活动,缓和精神紧张,并逐步树立正确的人生观。

经常参与文娱活动对痛风患者有哪些好处

文娱康复法是指用文娱活动方式,通过对患者身心的影响达到康复的一类方法。文娱活动是人的精神生活中不可缺少的内容。利用其正常的精神生活,有选择地安排项目而达到康复治疗的目的,这对患者是非常有益的。这种疗法的特点在于把人体身心的康复，放在人的生活过程所需要的活动中，求助于人体自身。尤其是痛风为一种身心疾病，采用文娱疗法，经常参与文娱活动既可起心理疗法、运动疗法的作用，同时又可增加痛风患者的生活情趣，增强战胜疾病的信心。

怎样通过"音乐疗法"来缓解或控制病情

音乐疗法是指用音乐艺术以调节人的心情，达到身心康复的一类疗法。音乐疗法是指随音乐节奏与旋律的变化，通过心神影响与之相应的脏腑，而发生喜怒忧思悲恐惊的情绪波动。节奏鲜明的音乐能振奋精神；节奏舒缓的音乐，有轻快、放松之感，可缓和紧张与疲劳。

现代研究认为，心理、社会因素是诱发和加重痛风的重要因索之一，而且痛风患者也大多存在着各种情绪异常，如紧张、抑郁、烦躁等，音乐疗法具有利用音乐引起人的身心变化的艺术魔力，充分发挥其怡神养性，以情制情的作用，从而改善痛风患者的情绪障碍，祛除诱因，达到治疗目的。

痛风患者适宜选听哪类音乐

痛风患者常见的心理障碍有：忧思过度、心烦不安、紧张恐惧、急躁易怒及悲伤易泣。痛风患者根据自己的心理状态和欣赏水平，选听一些有益的音乐，可有效地调节不良情绪，消除心理障碍，对病情的改善大有好处。凡是能缓解患者不良情绪的音乐均可选听。如选听缓慢轻悠的旋律与柔绵婉转、曲调低沉、清幽和谐的乐章、歌曲，可以安神宁心，消除紧张及烦躁情绪；选听节奏轻松、明快、优美动听的乐曲，可以开畅胸怀，舒解郁闷；选听旋律悠扬，节奏多变，给人以轻松、欣快和喜乐之感的音乐，可以消除悲哀忧思之情绪。

痛风患者听音乐时应注意什么

痛风患者听音乐时应注意以下几点：

（1）根据患者不同的心理障碍选用不同的音乐。如抑郁紧张者应听一些安神、解郁的音乐，应尽量避免节奏过快、跌宕起伏的音乐，避免患者情绪波动频繁；也不宜选音调低沉、哀婉的乐曲，以免加重患者的忧郁情绪。

（2）根据患者不同的兴趣和欣赏能力选择乐曲。如一般患者多选用通常熟悉的、通俗的乐曲，如民族乐曲、流行歌曲等。而欣赏水平较高的患者可选用优美动听的世界名曲，使他们得到更好的身心享受。

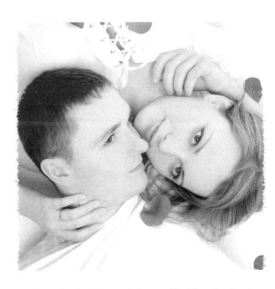

（3）控制听音乐的时间。时间一般每日1次或2次，每次0.5~1小时，依患者兴趣、体力而定，并随时注意患者有无不良反应。

（4）正确认识音乐疗法。音乐疗法只是一种辅助治疗，必须在饮食、药物疗法等基础上进行。

适合痛风患者的健身运动

运动可为痛风患者带来哪些益处

运动是痛风患者不可缺少的治疗方法之一。在主要从事脑力劳动的痛风患者中，参加运动更是治疗痛风的一项重要措施。运动对于痛风患者主要有以下两个方面的作用：

（1）可维持理想体重。肥胖型痛风患者，在饮食治疗的基础上进行医疗体育或定时做些其他体力活动，是矫正肥胖、控制痛风的重要方法。体重正常者，进行体育锻炼也是保持正常体重的重要方法。

（2）可降低血尿酸和血糖水平。运动可加速肌肉和组织对糖、脂肪、蛋白质的利用，从而降低血尿酸及血糖，减少血尿酸的生成。痛风患者在运动或体力活动后，一般健康状况将有所改善，对口服降血尿酸药的需要量也随之减少。

哪些痛风患者适宜参加体育运动

体育锻炼对轻、中度的痛风患者，尤以成人肥胖型患者最为适合。经饮食控制和药物治疗后病情得到好转或控制的痛风患者,正在口服降血尿酸药时,也可进行体育锻炼。有结石、动脉硬化、高血压、冠心病等痛风并发症,但病情较轻的患者可根据病情的轻重、耐力情况、运动后的反应等,采用适当的运动方式与运动负荷,如散步、小运动量的卧位或坐位医疗体操(轻量医疗体操)等。

哪些痛风患者不适合体育锻炼

老年痛风患者有下列情况之一者,切忌进行体育锻炼:各种急性感染,肝、肾功能衰竭,心力衰竭,轻度活动即发生心绞痛,新发生的心肌梗死(4 周以内),心室壁瘤,心律失常,如运动后室性早搏增多,Ⅱ、Ⅲ度房室传导阻滞,不能控制的房颤、房扑等,最近发作的血管栓塞,由肺心病引起的严重通气障碍,未控制的高血压以及并发严重足坏疽,痛风性肾病及肾功能不全等。未控制的急性发作的痛风患者,也应禁止运动。

有下列情况之一者,也不适合进行体育锻炼:代偿性心瓣膜疾病,运动后加重的心律失常,左束支传导阻滞,装有心脏起搏器,有严重的静脉曲张,过去曾有血栓性静脉炎,神经肌肉疾病或关节畸形有加重趋势者,最近有暂时性脑缺血者,极度肥胖者,服用某些药物如洋地黄制剂及 β 受体阻滞剂者。

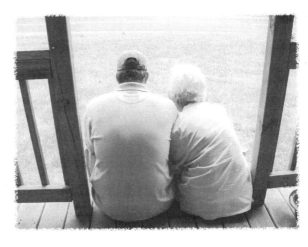

痛风患者适合选择哪些运动项目

痛风患者的身体一般都比较弱，进行体育锻炼，应先从短时间的轻微活动开始，随着体质的增强，逐渐增加运动量，延长活动时间。体育锻炼的方式多种多样，如散步、广播操、太极拳、打球、跑步等。运动形式和程度可灵活掌握，要有规律并能长期坚持。同时，痛风患者应避免剧烈运动。

剧烈运动后，体内乳酸增加，可抑制肾小管排泄尿酸而使血酸升高。剧烈运动还可致出汗过多，机体失水而使血容量、肾血流量减低而影响尿酸排泄，引起一过性高尿酸血症。所以，痛风患者要避免球类、爬山、跳跃等运动强度大的项目，同时注意运动过程中要有休息，并多饮水。

痛风患者运动前要作好哪些准备工作

痛风患者开始锻炼很不容易，坚持下来更为困难，因痛风患者临床表现为关节疼痛甚至痛风结节破溃，疲乏无力，四肢酸软。坚持参加锻炼，不但要有坚强的意志，还要有战胜疾病的信心。在运动前，痛风患者还应做好以下准备：

（1）向医生探询自己的病情，并检查血尿酸、肾功能、血糖，以了解自己的血尿酸水平。检查心肺功能、心电图、血压及眼底等，如果没有严重的心、肺、肾功能障碍或眼底出血等病史，就可以参加体育锻炼。

（2）确定合适的运动方式和运动量，最好选择简便易行、本人又感兴趣的运动方式。开始时运动量不宜过大，可逐渐增加活动量，活动时间适宜，不影响平时的生活规律。

（3）运动前应穿上合适的衣服和鞋子，以防止身体暴晒、中暑或着凉。严寒气候时，应穿薄的多层服装，多层衣服比单层具有较强的保暖性能，而且在运动感到热时可随时脱下外层衣服。炎热气候时，可穿些棉织品，以利于吸收并蒸发汗水，从而使人体保持正常体温。

痛风患者进行体育锻炼应选择哪些地点

体育锻炼的地点选择人烟稀少、树木较多、安静清洁之处最为合适，如公园、田野、河畔、山边、湖旁等。最忌在马路、公路旁或烟尘及噪声较多的工厂区、闹市处进行锻炼。马路上各种机动车辆排出来的废气中含有大量的一氧化碳、氮、硫化物、烃类和重金属铅、汞、氟、镉等有毒物质，人体吸入后会造成慢性中毒，出现头昏目眩、肌肉酸软及神经衰弱等症状，可能导致支气管及肺部炎症、贫血，甚至癌症。各种车辆发出的噪声会引起听力下降，甚至耳聋。所以，在马路、公路、污染的厂区等处进行体育锻炼是极为不利的。

痛风患者锻炼的时间和间隔时间多少为宜

如果在很长时间内极少运动或根本不运动的情况下开始锻炼，那么宜坚持每次锻炼 5 分钟，每日锻炼多次，累计时间至少为 30 分钟。例如，每日可以快走或上下楼梯 3 次，每次 10 分钟，也可以每日进行 2 次，每次 15 分钟。

锻炼一段时间后，每日锻炼不足 15 分钟将很难改善健康情况，可将每次连续的运动时间逐渐增加至 20～60 分钟，每周锻炼 3 ~ 5 次。20 ~ 60 分钟运动时间并不包括锻炼前的热身活动和锻炼后的整理活动。

热身活动可以缓慢加快心率，增加肌肉产热，预防损伤。整理活动可以降低心率，减慢呼吸。每次锻炼前应进行 5 ~ 10 分钟的热身活动，锻炼后应进行 5 ~ 10 分钟的整理活动，在进行热身活动或整理活动时，可以轻柔地舒展四肢散步或骑车缓慢行驶。

为什么痛风患者不可起床就去晨练

体育锻炼的最佳时间是在午睡后至晚饭前这一段时间。许多人喜欢在清晨起床后立即去锻炼，这种选择是错误的。这是因为：

（1）清晨起床时人体的肌肉、关节及内脏功能均处于松弛低下状态，对体育锻炼尚不能适应容易造成急、慢性损伤。

（2）清晨起床时人体血黏度最高，加上锻炼时出汗引起水分消耗，血液更为黏稠容易造成血管栓塞而突发心脏意外或中风。痛风患者多为中老年，伴发心血管病的概率较高，在清晨锻炼更有一定的危险性。下午时，人体内脏的功能活动及血液循环均已处于稳定状态，对体育锻炼有良好的适应能力与耐受性。

（3）许多人认为清晨的空气最新鲜，其实并非如此，清晨空气中二氧化碳的含量比下午要高，这是因为夜间没有阳光，植物的光合作用停止，放出较多的二氧化碳。

此外，由于夜间缺乏太阳能的辐射与紫外线的照射，至清晨太阳尚未出来时空气中的有害物质及病原微生物密度较高,对人体十分不利。

痛风并发肩周炎患者适合选择什么样的锻炼方式

肩周炎是常见的骨关节病变,痛风患者有时会伴发肩周炎。运动是治疗肩周炎的有效方法之一,患者可在早晚做内旋、外旋、外展、环转上臂等动作,还可常作以下锻炼:

(1)侧身爬墙。让患者侧身站立靠近墙壁,上臂逐渐向上移动,做肩外展、上举动作,每日 2 ~ 3 次,每次 5 ~ 10 分钟,逐日增加上臂外展度数。

(2)拉手触耳。用健肢拉患肢过头顶后,尽量触耳,可反复数次。

(3)上下牵拉。可在墙壁上方装一滑车,其上有一牵绳,患者两手握牵绳两端,并用健肢上下牵拉患肢,来帮助肩关节活动。

痛风并发下肢血管病变患者运动时要注意哪些问题

痛风患者并发动脉粥样硬化,使动脉血管逐渐出现管腔狭窄,加上微血管瘤、微血管基底膜增厚及微循环障碍,影响到下肢血管时,患者可出现间歇性跛行,甚至溃疡、坏疽。此时进行运动应注意以下几点:

(1)注意防冻、保暖,穿软底、宽大合适的鞋。避免碰伤,可用温水洗脚,防止感染。

(2)选择既适合病情又易坚持的运动方式。步行就是有效的运动方式之一,步行可以促进下肢及足部血液循环,改

痛风病的治疗与调养

善局部症状,但行走的速度、距离要因人而异,一般以不产生下肢疼痛为原则。可配合作下肢抬高、平伸、下垂运动。方法是:平卧床上,抬高下肢45°,维持1～2分钟,再将肢体下垂2～3分钟,然后水平放置2分钟。同时活动足部,伸屈及旋转,如此反复活动30分钟,每日进行2次或3次。

(3)当下肢静脉最近发生栓塞、皮肤有感染、坏疽时应禁止运动,以防加重病情。

痛风并发偏瘫患者怎样进行康复锻炼

痛风并发偏瘫的患者因活动不便,给锻炼带来一定困难,但决不能因此丧失信心,放弃活动。长期卧床者精神不振,悲观消沉,不利于病体的康复。锻炼时可采取以下两种方式:

(1)可进行健康肢体的功能锻炼,如在床上做肢体的上抬、屈伸、旋转等活动,以促进血液循环,消耗体内及肌肉中的尿酸。

(2)可对患侧肢体进行被动活动,如头、颈、上肢、下肢、腕、踝等关节的运动,一方面可防止废用性肌萎缩,另一方面可加强患肢血液循环,促使患肢早日康复。做好患者的思想工作,在进行被动锻炼时,不要让患者躺在床上无所事事,而应充分发挥其主观能动性,使患者从心理上和行动上积极配合。患者肢体功能有所恢复时应鼓励并帮助他们下床活动,从扶持患者运动到患者自己扶杖而走,甚至弃杖而行,可从室内活动逐渐过渡到户外活动等。被动活动时活动幅度不可过大,以免拉伤或损害关节功能。

痛风病患者的
饮 食 调 养

尿酸在酸性环境中易结晶析出，在碱性环境中容易溶解。因此，应多食钾多、钠少的碱性食物，如海带、白菜、黄瓜、茄子、萝卜、香蕉、苹果等。另外，慈姑有降尿酸的作用，对疾病的恢复与预防有很好的作用，可适当多食。

痛风及各类并发症患者的饮食原则

痛风患者饮食的原则是什么

痛风是嘌呤代谢紊乱引起的疾病，与人们的生活方式和饮食习惯有着密切关系。科学合理地安排饮食，可以有效地降低痛风的发病率，减轻痛风的症状。在安排痛风患者的饮食时，应把握好以下几点：

（1）限制高嘌呤食物。高嘌呤食物如动物内脏、鱼卵、贝类、虾类、海参、猪肉、豆类等，不利于疾病的恢复。嘌呤的摄取量，应限制在每日150毫克以下。

（2）减少高热量饮食。体内热量过多容易引起痛风急性发作，痛风患者应适量减少高热量饮食。碳水化合物的摄入量以不超过总热量的50%~60%为宜，脂肪摄入量以控制在每日50克左右为宜，蛋白质要限制在每日每千克体重1克左右。

（3）多饮水。多饮白开水和碱性饮料，保持每日尿量在2000毫升以上，有助于尿酸的排泄。肾功能不全时饮水应适量。

（4）多食碱性食物。尿酸在酸性环境中易结晶析出，在

痛风病的治疗与调养

碱性环境中容易溶解。因此，应多食钾多、钠少的碱性食物，如海带、白菜、黄瓜、茄子、萝卜、香蕉、苹果等。另外，慈姑有降尿酸的作用，对疾病的恢复与预防有很好的作用，可适当多食。

（5）多食高维生素食物。富含 B 族维生素和维生素 C 的食物，如芥菜、花菜、海带、白菜、白萝卜、番茄、黄瓜、茄子、洋葱、马铃薯、桃、杏、梨等，能促进组织内的尿酸溶解。

（6）少食辛辣刺激性食物及饮品。生姜、胡椒、辣椒、葱、蒜、浓茶、咖啡、酒等辛辣食物、饮品应少食。因为这些食物、饮品不仅能使血乳酸增加，对肾小管尿酸排泄有抑制作用，而且对神经系统有刺激作用，容易导致疾病反复发作。

痛风并发高血压病患者的饮食原则是什么

痛风患者常并发高血压病，其发生率高达 50% 以上，当痛风患者出现痛风性肾病，造成肾脏损害时可造成肾性高血压。饮食治疗应在痛风患者饮食的基础上注意以下几点：

（1）饮食宜清淡。清淡的饮食有利于降低血压。有利于治疗的食物有豆类、胡萝卜、芹菜、海带、紫菜、冬瓜、丝瓜、白木耳、食用菌、葵花子、芝麻、核桃、香蕉、柚子、苹果等。

（2）要增加钾的摄入量。钾与高血压呈明显的负相关，高钾饮食可以降低血压。含钾丰富的食物主要有新鲜蔬菜、水果、豆类（除黄豆外）等。

（3）要增加钙的摄入量。膳食中低钙与高血压病有关，牛奶中含钙量较高，每日补充 250 毫升牛奶即可满足需要。新鲜蔬菜中油菜、芹菜、萝卜缨中含钙较高，蘑菇、木耳等也可补钙。

（4）要减少钠的摄入量。血液中的钠浓度上升，使血浆渗透压升高，将导致体内水的潴留，使流经全身的血液量增多，从而使血压升高。高血压患者每日盐分的摄取量应控制在 6 克以内，并尽量避免食用腌菜。

痛风并发高脂血症患者的饮食原则是什么

合理的膳食结构是维持脂质代谢平衡的重要因素之一。饮食调养高脂血症的原则是"四低一高"，即低热量、低胆固醇、低脂肪、低糖、高纤维饮食。对于痛风并发高脂血症患者，饮食调养应在痛风患者饮食的基础上注意以下几点：

（1）要控制总热量。控制饮食的量，旨在达到和维持理想体重。所谓理想体重通常是以"体重指数"表示的。其计算公式为：体质指数 = 体重（千克）÷ 身高（米）千克 / 平方米，其理想值为 22。体重超过理想体重的 10% 表示过重，超过理想体重的 20% 表示肥胖。对于体形肥胖的高脂血症患者，通常是每周降低体重 0.5 千克较合适。

（2）要控制胆固醇。每日总摄取量应低于 300 毫克。胆固醇只在动物性食品中才有，植物性食品中不含胆固醇。含胆固醇较多的食物有鸡肉、鸭肉、鱼肉、猪肉、牛肉、羊肉等。

（3）要摄取低脂肪饮食。尽量少吃含饱和脂肪酸的食物，包括动物性食品（肥肉、全脂奶、奶油、猪油、牛油、猪肠、牛腩及肉类外皮）和部分植物性食品（烤酥油、椰子、棕榈油）。烹调用油宜选择富含不饱和脂肪酸的油，例如玉米油、蔬菜油、橄榄油、花生油等。不吃或尽量少吃高油点心，如腰果、花生、瓜子、蛋糕、巧克力、冰淇淋。

（4）要尽量吃低糖食物。糖类的摄入量以占总热量的55％为宜，并尽量减少单糖类的摄入量，如蔗糖、果糖和葡萄糖等。

（5）要尽量吃高纤维食物。如各类水果、豆类、燕麦片、木耳、海带、紫菜、菇类、瓜类、荚豆类及蔬菜茎部。

痛风并发冠心病患者的饮食原则是什么

与相同年龄的非痛风患者相比，痛风患者并发冠心病的发生率约为非痛风者的2倍。养成良好的饮食习惯，采用健康的饮食原则，可显著降低冠心病的发病率。饮食调养应在痛风患者饮食的基础上注意以下几点：

（1）饮食宜清淡。痛风并发冠心病患者每日摄入食盐量应控制在5克以下。饮食清淡，少量多餐，对预防冠心病的发作大有好处。

（2）控制总热量。糖类在总热能中的比例应控制在60％～70％。应选用多糖类食物，如食物纤维、谷固醇、果胶等，少吃或不吃简单的糖类食物，如蔗糖或葡萄糖，以降低体内的胆固醇。肥胖者应限制主食，多吃些粗粮、蔬菜、水果等含食物纤维高的食物，对防治高血脂症、冠心病等均有益处。

（3）控制脂肪的摄入量。饮食脂肪总量是影响血中胆固醇的浓度的主要因素，因此，脂肪的过量摄入是导致冠心病发生的重要因素。冠心病患者每天的脂肪摄入量应占总热量的30％以下。富含脂肪的食物有肉类、蛋类、奶类、食用油等。

（4）限制胆固醇的摄入。高胆固醇是诱发冠心病的重要因素。如果不限制饮食中胆固醇的含量，不但会加重症状，还会诱发其他疾病。河鱼含胆固醇都较低，如青鱼、草鱼、鲤鱼等。

（5）摄取充足的矿物质。冠心病患者应多吃含镁、铬、锌、钙、硒元素等矿物质的食物。镁可以影响血脂代谢和血栓形成，防止血小板凝聚。含镁丰富的食品有小米、玉米、豆类、豆制品、枸杞子、桂圆等。铬能够增加胆固醇的分解和排泄。含铬丰富的食品，如全谷类、酵母、牛肉、动物肝脏、干酪、红糖等。补硒能够抗动脉粥样硬化、降低全血黏度、血浆黏度，增加冠状动脉血流量，减少心肌的损伤程度。含硒较多的食物有牡蛎、鲜贝、虾皮、海虾等。

（6）补充足量的维生素。蔬菜和水果是冠心病患者饮食中不可缺少的食物。绿色蔬菜含有较多的胡萝卜素，它具有抗氧化的作用。水果中富含的维生素 C 能够影响心肌代谢，增加血管韧性，使血管弹性增加，大剂量维生素 C 可使胆固醇氧化为胆酸排出体外。

痛风并发单纯性肥胖症患者的饮食原则是什么

痛风并发肥胖症患者只要将摄入热量降低到热能消耗水平以下，或同时增加运动消耗热量，体重必然减轻。在此过程中，机体将储存的脂肪用来产生热量，以达到热量平衡。饮食调养应在痛风患者饮食的基础上注意以下几点：

（1）饮食定时定量。一日三餐定时定量、自我控制是防止饮食过量的有效办法。每餐定量多少需根据个人的肥胖程度而定，一旦确定后即应严格执行。执行一段时间后体验效果如何，如有必要可调整每餐的饮食量，但不能无规律地随意改变定量。

（2）饮食要清淡。食盐能储留水分，使体重增加，因而要限制食盐的用量。另外，烹调菜肴时要以植物油为主，少吃动物油，还要控制用油量，烹调每日用油20克以下。一个水煮鸡蛋热量为334.72千焦（80千卡），但如果用油煎成荷包蛋，热量可增加到711.28千焦（170千卡）。

（3）合理控制热量。对于热量的控制，一定要逐量降低。儿童要考虑到其生长发育的需要，老年人要注意有无并发症的存在。对于正处于发育期的青少年来说，应以强化日常锻炼为主，千万不可盲目控制饮食，以免发生神经性厌食。在低热量饮食中，蛋白质供给量不可过高，其食物蛋白质的供给量应占饮食总热量的20%～30%，即每天供给蛋白质50～75克为宜。

（4）限制脂肪。过多摄入脂肪可引起酮症，加重痛风和高尿酸血症的病情。肥胖者饮食中脂肪应控制在总热量的25%～30%。

（5）限制糖类。糖类供给以占总热量的40%～50%为宜。含单糖食品，如蔗糖、麦芽糖、果糖、蜜饯及甜点心等，应尽量少吃和不吃。凡纤维多的食物均可适当食用。

（6）注意补充维生素、无机盐和膳食纤维。蔬菜和水果不仅含热量低，而且富含维生素、无机盐和膳食纤维，是肥胖者较为理想的食物。在水果蔬菜淡季时，可多吃粗粮及海藻类食物，如海带、紫菜等。

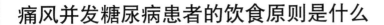

痛风并发糖尿病患者的饮食原则是什么

痛风患者常并发糖尿病,资料显示,痛风伴糖尿病者可达 18.6%。痛风与糖尿病同属代谢性疾病,其发生均与体内糖类、脂肪、蛋白质等的代谢有关。饮食调养应在痛风患者饮食的基础上注意以下几点:

(1)控制总热量。摄入的热量能够维持正常体重或略低于理想体重为宜。肥胖者必须控制热量,消瘦者可适当增加热量达到增加体重的目的。

(2)限制糖类食物。糖类以占人体总热量的 60% 左右为宜。在主食的选择上应做到粗细搭配,粗粮与细粮的比例可根据病情变化不断调整。例如,当痛风病情较稳定、血尿酸基本正常,但糖尿病控制不佳、血糖较高时,则粗粮的比例应提高。反之,细粮的比例应提高。避免饮用含糖饮料,并忌食含糖的副食。

(3)限制膳食中的脂肪含量。控制脂肪能够延缓和防止糖尿病并发症的发生与发展。目前主张膳食脂肪应减少至占总热量的 25%~30% 为宜。在烹调菜肴时,应限制含饱和脂肪酸的脂肪如牛油、猪油、羊油、奶油等,可用植物油如芝麻油、菜籽油等含不饱和脂肪的油脂。花生、核桃、榛子、松子仁等脂肪含量也不低,也要适当控制。还应适当控制高胆固醇的食物,如动物内脏、蛋类等。

(4)控制蛋白质。蛋白质以控制在总热量的 15% 为宜,且其中至少 30% 为动物性蛋白质。儿童患者的蛋白质需要量为每日每千克体重 2 克左右。并发糖尿病肾病而无氮质潴留者,尿蛋白丢失多,则应适当增加蛋白质的摄入量;伴有肝、肾功能衰竭者,则需要减少蛋白质的摄入量。

（5）适当增加高纤维饮食。膳食纤维可增强糖尿病患者的胰岛素敏感性,有降低空腹血糖、餐后血糖和改善糖耐量的作用;高纤维饮食还可使糖尿病患者高胆固醇、高三酰甘油血症显著改善,因而能预防动脉硬化和心脑血管病的发生。糖尿病患者应适当增加富含膳食纤维的食物的供给量,如果胶、瓜胶,以及粗粮、坚果、蔬菜等。

（6）供给足量的维生素和无机盐。凡是病情控制不好的患者,易并发感染或产生酮症酸中毒,因此要注意补充维生素和无机盐,尤其是当 B 族维生素消耗过多时,应补充维生素制剂,以改善神经症状。但不可吃盐过多,每日食盐要控制在 6 克以下。

（7）戒酒。因为酒中所含的乙醇（酒精）不含其他营养素只供热能,每克乙醇（酒精）产热约 30 千焦,长期饮用对肝脏不利,而且易引起血清三酰甘油的升高。少数服磺脲类降糖药的患者,饮酒后易出现心慌、气短、面颊红燥等反应。注意,服用胰岛素的患者空腹饮酒易引起低血糖,所以,为了患者的安全还是不饮酒为佳。

痛风并发肝病患者的饮食原则是什么

痛风患者常并发肝功能异常,这可能与代谢紊乱有关,合理安排饮食对病情的改善大有好处。如果饮食不当,则不但不利于肝病的恢复,反而会使病情加重,严重者危及生命。饮食调养应在痛风患者饮食的基础上注意以下几点:

（1）饮食结构要合理。肝脏功能减退时常常影响脂肪代谢,很多慢性肝炎患者都并发有肝炎和脂肪肝,因此饮食要低脂肪、低糖(过多的糖进入人体内易转化为脂肪)、高蛋白。蛋白质饮食包括植物蛋白和动物蛋白,如豆制品、牛肉、鸡肉等。

(2)饮食宜清淡。清淡食物如蔬菜、水果、玉米、薯类等,含有大量的维生素和膳食纤维,具有较好的抗氧化功能,对肝细胞的代谢能力有增强作用,且易于消化吸收,适宜肝病患者食用。一般味浓食物如油炸、烧烤食物大多难以消化,且属高脂肪、低维生素食物,易给肝脏造成负担,不宜食用。

(3)不可暴饮暴食。肝病患者的消化功能减弱,食之过饱常导致消化不良,也加重肝脏负担,所以吃饭八成饱最好。暴饮暴食对肝脏、胃肠功能都不利。

(4)戒酒。酒易伤肝,血液中乙醇(酒精)浓度升高会使肝细胞受损,肝脏对乙醇的清除比清除其他有害物质更耗费时间。

痛风并发肾病患者的饮食原则是什么

饮食调养是治疗肾脏疾病的重要手段之一。通过合理的饮食调养,可改善肾病的症状,控制病情的发展,从而达到促进康复、延长生命的目的。对于痛风并发肾病患者,饮食调养应在痛风患者饮食基础上注意以下几点:

(1)限制蛋白质的摄取量。如果蛋白质摄入太多,在体内代谢后,产生的含氮废物也多,排泄时就会增加肾脏的负担。如果尿量很少,这些废物排泄不出去,就会在体内积存,从而引起一系列中毒症状。因此,饮食中应避免食用含蛋白质丰富的食品，如肉类、蛋类和豆制品等。当病情好转时，才可逐渐增加蛋白质的供应量。

（2）限制食盐和水分。有严重水肿、高血压、少尿的患者，应吃无盐饮食。每日进入体内的水分不宜超过 1200 毫升。同时，忌食咸菜、酱菜、咸蛋、酱豆腐、榨菜等含钠多的食品。如水肿消退、血压下降、尿量增多，可改用少盐饮食，每日食盐限制在 2～3 克。

（3）多食清淡而有利尿作用的食品。此类食物有鲤鱼、鲫鱼、西瓜、冬瓜、绿豆、赤小豆等。

（4）多食含丰富维生素的食品。新鲜蔬菜和水果是碱性食物，既能供给多种维生素，还能促进肾脏功能恢复。

适合痛风及各类
并发症患者日常调养的食谱

适合痛风患者调养食谱

调养主食

◈ 荞麦葱油饼

用料：荞麦面 500 克，香葱 50 克，植物油 50 毫升，精盐、鸡精各适量。

制法：① 将荞麦面用开水和成面团。香葱洗净，切成小段，备用。

② 将面团切成小块，制成扁长条，撒上精盐、鸡精、香葱段及少许植物油后，从一端卷起成卷，再压成圆饼，备用。

③ 将平底锅烧热后，倒入植物油，待油四成热时，放入圆饼煎至两面焦黄香熟，趁热食用。

功效：开胃宽肠，下气消积，清热解毒。适用于痛风、便秘、腹胀、腹泻、痛疮、丹毒等症。

◈ 山楂荞麦饼

用料：荞麦面 1000 克，鲜山楂 500 克，橘皮 10 克，青皮 10 克，砂仁 10 克，石榴皮 10 克，乌梅 10 克，绵白糖 500 克。

制法：① 将橘皮、青皮、砂仁、石榴皮、乌梅加入绵白糖，用水 1000 克煎煮半小时，滤渣留取浓缩汁。

② 山楂煮熟去核，碾成泥状待用。荞麦面用浓缩汁和成面团，将山楂泥揉入面团中，做成小饼，放入平底锅中焙熟即可。

功效：开胃消积，清热利湿。适用于痛风、腹胀、腹泻、痈疮等症。

◈ 高粱南瓜饼

用料：高粱粉 500 克，南瓜 1000 克，葱花、精盐、植物油各适量。

制法：① 将高粱粉放入盆内，加入适量温水和成稀面糊。

② 南瓜洗净去皮，擦成细丝，放入面粉糊盆内，加入葱花、精盐调匀。

③ 平锅放油烧热，用勺盛面糊倒入锅内，用铲整成饼形，两面烙黄，出锅即可食用。

功效：健脾开胃，利水利湿。适用于痛风、消化不良等症。

◈ 川芎白茯苓饼

用料：白茯苓 120 克，川芎 10 克，面粉 200 克，糯米粉 50 克，植物油 50 毫升，葱花、精盐、鸡精各适量。

制法：① 将川芎、白茯苓研成细末，过筛。

② 将川芎粉、白茯苓粉、面粉、糯米粉、葱花、精盐、鸡精

一同放入大碗中,加水调匀成糊状,备用。

③ 将炒锅置武火上烧热,加入植物油,烧至六成热时,每次下入茯苓混合糊状 20 克,待一面烙黄后,再翻过来烙另一面,两面呈金黄色熟透即成。

功效:活血行气,祛风除湿,消炎止痛。适用于月经不调、经闭腹痛、胁肋作痛、肢体麻木、跌打损伤、疮痈肿痛、头痛、痛风等症。

◈ **鸳鸯卷**

用料:面粉 1000 克,面肥 50 克,食碱 10 克,山楂糕馅 100 克,枣泥馅 100 克。

制法:① 将面肥放入盆内,加温水 500 毫升调匀,将面粉倒入盆内和成面团,发酵。待面团发好,加入碱水拌匀。

② 将面团放在案板上切成长条,分揪成约 30 克左右的剂子,揉光滑后按扁,擀成 0.2 厘米厚、10 厘米宽、12 厘米长的面皮,一层抹上枣泥馅,一层抹上山楂糕馅,分别卷成卷,再用一个剂子擀成大薄皮,将两个抹上馅的卷包起来,成方形。

③ 蒸锅加水烧开,将包好的卷坯码入屉中,用武火蒸 15 分钟左右即熟。

功效:健脾养血。适用于痛风腹胀等症。

◈ **藕米糕**

用料:藕粉、糯米粉、白糖各 250 克。

制法:将藕粉、糯米粉、白糖加水适量,揉成面团,放在蒸锅笼屉上蒸熟即成。

功效:健脾开胃,补血止血。适用于痛风、贫血等症。

◈ 玉米面发糕

用料:玉米面 500 克,小枣 150 克,面肥 75 克,食碱 5 克,红糖 100 克。

制法:① 将小枣洗净,放入碗内,加清水适量,上屉蒸熟,取出晾凉。

② 面团放入盆内,加水调匀,倒入玉米面,和成较软的面发酵。待面团发起,加碱和糖搅匀。

③ 将屉布浸湿铺好,把面团放在屉布上,用手沾水抹平,约 2 厘米厚,将小枣均匀地摆在上面,用手轻按一下,上笼用武火蒸 30 分钟即熟,取出扣在案板上,切成菱形小块即成。

功效:调中开胃,降浊利尿,养血安神。适用于痛风、失眠等症。

◈ 荸荠糯米糕

用料:荸荠 1000 克,糯米 1000 克,芝麻 100 克,白糖 250 克,青丝、红丝各适量。

制法:将糯米淘洗干净,放在清水中浸泡 4 个小时,带水磨成浆,盛入盘内。将芝麻炒熟,擀碎。荸荠用水冲洗干净,去皮,剁碎,同白糖一起放入米浆中,搅拌均匀。蒸屉内铺上湿屉布,倒上拌匀的米浆,撒上芝麻和青丝、红丝,盖上锅盖,用武火蒸 25 分钟即熟,晾凉后切成块即可。

功效:生津化痰,滋阴开胃。适用于痛风、咳嗽、咽炎等症。

◉ 番茄炒面

用料:面条 500 克,番茄酱 50 克,洋葱丝 200 克,食用油、精盐各适量。

制法:将锅上火,放入清水烧开,下入面条煮熟,捞入冷水中浸凉,捞出,沥干水分。炒锅上火,放入油烧热,放入番茄酱煸炒出红油后,加入精盐、面条翻炒,再用文火焖上片刻,放入洋葱丝,炒出葱香即成。

功效:生津止渴,健胃消食。适用于痛风、食欲不振等症。

◉ 素菜水饺

用料:面粉 500 克,白菜 500 克,粉丝 150 克,油条 1 根,香干 50 克,香油 30 毫升,精盐、鸡精、酱油各适量。

制法:将面粉放入盆中,加清水适量,和成面团,揉匀揉透,饧面片刻,搓长条,揪剂子,按扁,擀成薄片。白菜洗净,用开水烫一下,取出剁碎,挤干水分。粉丝放入温水中泡软,取出剁碎。油条和香干均剁碎,放入盘中,加上白菜和粉丝,再加上香油、酱油、精盐、鸡精拌匀成馅。皮包馅,捏成饺子形状。炒锅上火,放入清水烧开,饺子入开水中煮熟即成。

功效:清热解毒,润肠通便。适用于痛风、便秘等症。

◉ 大麦饭

用料:大麦仁 500 克。

制法:将大麦仁淘洗干净,放入锅中,加入清水适量,用武火烧沸后,转用文火焖至大麦仁香熟,出锅即可食用。

功效:养胃宽肠,利水通便。适用于痛风、便秘等症。

◈ **粗粮饭**

用料：粟米 150 克，玉米、荞麦、高粱各 100 克。

制法：粟米、玉米、荞麦、高粱分别洗净。将玉米加水煮至熟软，再加入粟米、荞麦、高粱拌匀，倒入适量清水，用武火煮沸后，转用文火焖至香熟即成。

功效：健脾利湿，降脂降糖。适用于痛风、糖尿病等症。

◈ **青菜饭**

用料：粳米 500 克，青菜 400 克，植物油 35 毫升，葱花、精盐各适量。

制法：① 粳米淘洗干净。青菜择洗干净，切成 2 厘米长的小段。

② 炒锅上火，注油烧热，放入葱花及青菜煸炒几下，盛出。

③ 炒锅再上火，加入清水 600 毫升，放入粳米熬煮，用铲搅拌，再放入青菜、植物油同煮，用铲大翻几次，使饭菜拌匀，见米粒发胀、米汤发紧快断生时，加盖改文火焖 7～10 分钟即熟。

功效：散血清热，通利肠胃。适用于痛风、消化不良等症。

◈ **什锦果汁饭**

用料：粳米、牛奶各 250 毫升，苹果丁 100 克，菠萝丁 50 克，蜜枣丁、青梅丁、葡萄干、碎核桃仁各 25 克，番茄沙司、玉米淀粉各 15 克，白糖 200 克。

制法：① 将粳米淘洗干净，放入锅内，加入牛奶和适量清水煮成软饭,再加入白糖150克拌匀。

②将番茄沙司、苹果丁、菠萝丁、蜜枣丁、葡萄干、青梅丁、碎核桃仁放入锅内,加入清水300毫升和白糖50克烧沸,用玉米淀粉勾芡,制成什锦沙司。再将米饭盛入小碗,然后扣入盘中,浇上什锦沙司即成。

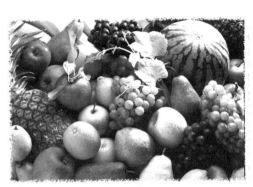

功效:调补五脏。适用于痛风。

调养主食

◈ 奶油玉米

用料:鲜嫩玉米1000克,奶油35克,牛奶350毫升,油面粉、精盐、鸡精、胡椒粉各适量。

制法:将玉米洗净煮熟后,剥下玉米粒,再放入锅内煮至熟软,加入奶油、牛奶继续煮10~15分钟,加入精盐、鸡精调好口味,加入油面粉勾芡后,即成。

功效:益气养阴。适用于痛风。

◈ 珠落玉盘

用料:嫩玉米300克,柿椒50克,精盐、鸡精、白糖、植物油各适量。

制法:将带浆玉米粒洗净,柿椒切成小丁待用。炒锅上火,放油烧至七成热,放入玉米、精盐煸炒,加清水少许,再炒

2分钟,放入柿椒翻炒片刻,调入鸡精、白糖即成。

功效:调中开胃,降脂降压。适用于痛风、高血压病、高脂血症、脂肪肝等症。

◆ **松仁金粟**

用料:鲜粟米粒300克,松子仁100克,鸡蛋50克,糯米粉25克,淀粉20克,黄油50克,精盐、鸡精、白糖各适量。

制法:① 将鸡蛋打入碗内,加糯米粉、淀粉、精盐、鸡精、白糖调成糊状后,再加入鲜粟米粒、松子仁拌匀,待用。

② 取平底不粘锅加少许黄油,置中火上烧热后,用勺舀入粟米糊煎制成圆形饼状,待两面煎至色黄酥脆时,出锅装入盛器内即成。

功效:健脾益气,润燥通便。适用于痛风、便秘等症。

◆ **糖拌番茄**

用料:番茄300克,白糖20克,香菜叶少许。

制法:将番茄洗净,然后用开水烫约2分钟,去皮,去蒂,每个番茄切成6瓣(略连刀)成荷花形,放入盘中。香菜叶用开水略烫一下,围在荷花形番茄边上。食用时可加入白糖即成。

功效:生津止渴,健脾消食。适用于痛风、食欲不振、烦渴等症。

◆ **笋椒番茄**

用料:番茄250克,青椒50克,水发玉兰片100克,植物油50毫升,葱丝、姜丝、精盐、鸡精、湿淀粉、素鲜汤各适量。

制法:① 将番茄投入开水中烫一下,去皮,切成片。

② 青椒切成滚刀块,用清水洗去青椒籽。水发玉兰片切成薄片。

③ 炒锅上火,放入油烧热,先炸葱、姜,再加入番茄、青椒、玉兰片,调入精盐、鸡精、素鲜汤,烧开,用湿淀粉勾芡,翻锅即成。

功效:健胃消食,清热解毒。适用于痛风。

◈ 糖醋黄瓜

用料:黄瓜 400 克,姜、精盐、鸡精、白糖、醋、香油各适量。

制法:将新鲜黄瓜切去头尾后剖成两半,去瓤洗净控水,切成长约 3 厘米的条块状盛在碗里,加入精盐拌匀,腌渍 5 分钟,控干水分。姜皮洗净后切成细末,与白糖、鸡精、香油、醋一起装碗调匀,倒入黄瓜碗里拌匀即可。

功效:开胃消食,减肥轻身。适用于高尿酸血症。

◈ 蛋丁黄瓜

用料:嫩黄瓜 2 条,胡萝卜 1 根,鸡蛋 2 个,精盐、鸡精、白醋、香油、白糖各适量。

制法:① 将黄瓜洗净,切成 3 厘米长的细丝,放盘内,撒上精盐,拌匀,腌 30 分钟,沥去渗出的水。

② 将鸡蛋洗净,放入锅内煮熟,捞出放凉水内浸凉,剥去蛋壳,将蛋白和蛋黄都切成碎丁,撒在腌过的黄瓜丝上。

③ 将胡萝卜洗净,擦成碎片,撒在黄瓜丝上。将白糖、白醋、精盐、鸡精和香油放在一起,兑成调味汁,浇在黄瓜丝上即成。

功效：清热利尿，滋阴润燥。适用于痛风、咽喉肿痛、风热眼疾、小便不利等症。

◉ **明珠菜心**

用料：青菜心300克，鹌鹑蛋12个，植物油25毫升，葱花、姜丝、精盐、鸡精、湿淀粉、香油、素鲜汤各适量。

制法：将青菜心洗净，根部修削整齐，对切两半，入沸水中略烫捞出，放凉水中过凉。鹌鹑蛋洗净后，放入沸水中煮熟，捞出晾凉后去壳。炒锅上武火，放油烧至五成热，下入葱花、姜丝炝锅，加入鹌鹑蛋、青菜心、精盐、鸡精、素鲜汤，至青菜入味，用湿淀粉勾芡，淋上香油拌匀，用筷子先将青菜正确地摆在盘子中央，再将鹌鹑蛋围放在青菜四周即可。

功效：温经散寒，补气益血，强筋健骨。适用于痛风、贫血等症。

◉ **姜汁苋菜**

用料：青苋菜500克，生姜汁、酱油、醋、鸡精、香油各适量。

制法：将苋菜去杂洗净，放入沸水锅中焯透，捞起放在盘子中，将生姜汁、酱油、醋、鸡精、香油调匀后浇在盘子里，拌匀食用。

功效：清热解毒，抗菌消炎。适用于痛风、急性肠炎、咽炎等症。

◉ **炝茼蒿**

用料：茼蒿500克，生姜丝10克，精盐、鸡精、白糖、醋、花椒油各适量。

制法：将茼蒿洗净，放入沸水锅中焯一下，沥干水分装盘，趁热放入生姜丝、醋、白糖、精盐、鸡精、花椒油，拌匀稍闷即成。

功效：开胃通便，消痰利水。适用于痛风、便秘、咳嗽等症。

◈ 爽口西芹

用料：西芹300克，精盐、鸡精、酱油、醋、香油、芝麻各适量。

制法：将西芹去叶去根后洗净，切成小段，放进开水锅里稍烫即捞出，控干水分后装盘。把芝麻放进炒锅里用文火炒干。把精盐、鸡精、酱油、醋、香油放在小碗里拌匀，浇在西芹上，再撒上芝麻即可。

功效：平肝清热，利湿通淋。适用于高尿酸血症。

◈ 香脆芹叶

用料：嫩芹菜叶200克，植物油200毫升（实耗约20毫升），精盐、鸡精、白糖、醋各适量。

制法：将嫩芹菜叶择洗干净，控干水分。炒锅置武火上，放油烧至七成热，下入芹菜叶稍炸，至菜叶变墨绿色、发脆时捞出，控油盛入盘中。碗内加入精盐、鸡精、白糖、醋和少许冷开水，兑成调味汁，浇在芹菜叶上即成。

功效：健脾养胃。适用于痛风。

◈ **知母炒芹菜**

用料：知母 15 克,芹菜 300 克,精盐、料酒、植物油各适量。

制法：① 将知母研成细粉,过筛。芹菜洗净,切成段。

② 将炒锅置武火上烧热,加入植物油,烧至七成热时,放入芹菜、精盐、料酒、知母粉,翻炒 5 分钟即可。

功效:清热止痛,滋阴润肺。适用于热病口渴,肺热咳嗽、痛风等症。

◈ **人参炒芹菜**

用料：人参 6 克,芹菜 150 克,葱、姜、精盐、鸡精、植物油各适量。

制法：① 将人参润透,切成片。芹菜去黄叶、老梗,洗净切成 3 厘米长的段。葱切段,姜切片。

② 将炒锅置武火上,加入植物油,烧至六成热时,下入姜、葱爆香,再下入芹菜、人参片炒熟,调入精盐、鸡精即成。

功效：大补元气,祛风利湿。适用于高血压、头晕目眩、面红耳赤、痛肿、痛风等症。

◈ **糖醋三丝**

用料：白菜心 200 克,鸭梨 150 克,山楂糕 100 克,白糖 75 克,白醋 20 毫升,精盐、香油各适量。

制法：① 将白菜心洗净,切成细丝,用精盐拌匀稍腌。

② 鸭梨去皮、核,切成和白菜相同的细丝。山楂糕切成稍粗的丝。

③ 用手轻轻地挤出大白菜的水分,放入盘内,将梨丝码

在白菜上,再放上山楂糕丝。将白糖、白醋与少许清水搅溶,浇在三丝上,淋上香油即成。

功效:清利肠胃。适用于痛风、便秘等症。

◈ 酸甜白菜心

用料:大白菜 500 克,葱花,番茄酱、鸡精、白糖、醋、香油各适量。

制法:大白菜的老梗去掉,切下白菜心洗净,再切成细丝,放在盘内。将备好的番茄酱倒在白菜丝上,放上葱花、鸡精、白糖、醋、香油拌匀即成。

功效:生津开胃。适用于痛风、消化不良等症。

◈ 醋熘卷心菜

用料:水发黑木耳 50 克,卷心菜 250 克,精盐、鸡精、酱油、醋、白糖、湿淀粉、植物油、香油各适量。

制法:① 黑木耳洗净后,控干水分。卷心菜去老叶,洗净,沥干水分,切成大片。

② 炒锅上火,放油烧至七成热,下黑木耳、卷心菜煸炒,加精盐、鸡精、酱油、白糖,烧沸后用湿淀粉勾芡,加醋,淋上香油,起锅装盘。

功效:补肾壮骨。适用于痛风、骨质疏松等症。

◈ 凉拌萝卜缨

用料:小萝卜缨 300 克,植物油 20 毫升,精盐、鸡精、香油、花椒各适量。

制法:① 将萝卜缨两端切掉,择去余叶,只取中间的硬梗,洗净,在开水锅中烫蔫,捞出沥去水分,切成 3 厘米长的段,装盘。

②炒锅上火,加油烧到九成热,放入花椒,等花椒焦黑,捞出。将油趁热淋在萝卜缨上,加适量精盐、鸡精、香油,拌匀即成。

功效:消食化痰,消食顺气。适用于痛风、食积滞胀等症。

◈ **清蒸茄子**

用料:无籽嫩茄子 500 克,大蒜、酱油、香油、鸡精各适量。

制法:①将茄子两头切去,隔水蒸熟,再撕成粗条,切成 5 厘米长的段,装入碟中。

②大蒜、酱油、香油、鸡精放入碗中调成料汁,浇在茄子上即成。

功效:清热消肿,利尿解毒。适用于痛风、热毒疮痛等症。

◈ **菊花茄子**

用料:茄子 500 克,植物油 750 毫升(实耗 75 毫升),酱油 25 毫升,甜面酱 15 克,湿淀粉 15 克,白糖 20 克,葱丝、姜丝、精盐、花椒油、素鲜汤各适量。

制法:①将茄子去蒂洗净,一劈 4 块,再切成连刀片,顶端相连,成菊花状。

②炒锅上火,加入油烧至六成热,将茄子放入锅内,炸至茄肉呈金黄色时,捞出沥油,码在盘内,使连刀一头向着盘子中心,刀口朝盘外,围盘一圈码成菊花形。

③锅内油倒出,留少许底油,放入白糖 10 克,炒到微红色时加葱丝、姜丝炸出香味,再下酱油,加少许素鲜汤,将茄

子从盘内轻轻滑到锅中,再加白糖、精盐、鸡精,用文火烧透。最后用湿淀粉勾芡,淋上花椒油,轻轻翻锅盛入盘内即成。

功效:活血消肿,清热止痛。适用于痛风、便血、热毒疮痈等症。

◈ 鱼香茄子

用料:茄子500克,植物油500毫升(实耗约75毫升),葱、姜、蒜、精盐、鸡精、白糖、醋、酱油、湿淀粉、豆瓣酱各适量。

制法:① 将茄子洗净,削皮,切成2厘米见方的块,表面切十字花刀。葱、姜、蒜切成末。

② 将精盐、鸡精、白糖、醋、酱油、湿淀粉兑好汁。炒锅烧热油,将茄子炸成浅黄色,捞出。

③ 锅中留底油少许,下豆瓣酱、葱、姜、蒜煸炒,待出香味后,倒入兑好的汁,炒熟,放茄子炒匀即成。

功效:清热消肿。适用于痛风、热毒疮痈等症。

◈ 烩三圆

用料:冬瓜150克,胡萝卜150克,马铃薯150克,鲜汤200毫升,湿淀粉15克,精盐、鸡精、花椒油、香油各适量。

制法:① 将冬瓜、胡萝卜、马铃薯分别洗净,用刀挖成或切成圆球形,放入沸水锅中焯一下。

② 锅置火上,放花椒油烧热,烹入鲜汤,放入胡萝卜球、马铃薯球和精盐,烧几分钟后加入冬瓜球,烧至熟烂用湿淀粉勾芡,淋上香油离火。将冬瓜球摆在盘中间,外圈摆上胡萝卜球,最外圈摆上马铃薯球,浇上余汁即成。

功效:清热解暑,利水消肿。适用于痛风、肾炎水肿、便秘等症。

◈ 白云冬瓜

用料：冬瓜 1000 克，鸡蛋 2 个，白糖 30 克，面粉 25 克，淀粉 50 克，植物油 1000 毫升（实耗约 100 毫升）。

制法：① 将冬瓜去皮洗净，去掉内瓤切成 3.5 厘米长、1 厘米宽的长方条，撒上面粉吸干水分。鸡蛋打入碗内，下淀粉拌匀，搅成蛋糊，将冬瓜放入蛋糊内拌匀。

② 锅上武火，放油烧至四成热，将挂糊冬瓜条下锅炸，待油温烧到七成热时，端锅离火。另取锅上武火，下白糖和清水 50 毫升，用勺慢慢推动，炒到糖无白泡时，端锅离火。

③ 将炸冬瓜的油锅上武火，炸至冬瓜条呈金黄色时，倒在漏勺内沥油。炒糖的锅放在文火上，续炒至白糖溶化，速将冬瓜条入锅，待冬瓜条均匀地挂上霜糖时，起锅装盘即成。

功效：生津开胃。适用于痛风、食欲不振等症。

◈ 琥珀冬瓜

用料：鲜冬瓜 700 克，果脯 30 克，白糖 150 克，植物油 20 毫升。

制法：冬瓜去皮、瓤，切成 5 厘米见方的块。果脯切成末。炒锅上中火，放油烧热，加入 30 克白糖，翻炒至糖液呈深红色时，放入清水、白糖，再加入冬瓜煮制，至冬瓜熟透入味后捞出，整齐地摆入盘中。将锅内汤汁用武火收浓，浇在盘内冬瓜上即成。

功效：清热利湿。适用于痛风、水肿、暑热烦闷、疮痈等症。

◈ **甜椒丝瓜**

用料:鲜丝瓜 300 克,甜椒 100 克,素鲜汤 100 毫升,葱白、姜、蒜、精盐、鸡精、白糖、湿淀粉、胡椒粉、植物油各适量。

制法:将丝瓜去皮,洗净,切成 4 厘米长的节,再切成条。葱、姜、蒜洗净,分别切成葱花、姜丝、蒜丝。甜椒洗净,去籽,切成丝。锅上火,注油烧热,放甜椒炒至五成熟,起锅待用。锅上中火,注入油,烧至六成热,放丝瓜,翻炒几下,加甜椒、葱花、姜丝、蒜、素鲜汤,推炒几下,放精盐、鸡精、白糖、胡椒粉,炒匀入味,用湿淀粉勾薄芡,起锅装盘即成。

功效:清热凉血。适用于痛风、热病口渴、肠风痔漏等症。

◈ **三鲜丝瓜**

用料:鲜丝瓜 250 克,番茄 100 克,青叶菜 125 克,葱、姜、蒜、精盐、鸡精、白糖、胡椒粉、湿淀粉、香油、植物油各适量。

制法:丝瓜去皮,洗净,切成 4 厘米长的条。番茄洗净,切成薄片。青叶菜洗净。生姜切丝,葱切段,蒜切丝。炒锅上火,放油烧至七成热,放入丝瓜翻炒几下,加水 150 毫升,加入姜丝、葱段、蒜丝,文火焖 5 分钟后加入青叶菜、番茄、精盐、鸡精、白糖烧开,推匀,用湿淀粉勾芡,淋上香油即成。

功效:祛暑清心,凉血解毒。适用于痛风、肠风痔漏、疔疮痈肿等症。

◈ **九香虫炒丝瓜**

用料:九香虫 20 克,鲜嫩丝瓜 250 克,食用油、调味料各适量。

制法：将九香虫洗净，丝瓜刮去青皮、切块。起油锅，下九香虫、丝瓜炒熟，调味即可。

功效：清热化湿、宣痹止痛。适用于湿热痹阻型痛风。

◈ **五味苦瓜**

用料：新鲜苦瓜 250 克，香菜 20 克，番茄酱、香油、酱油、醋各适量。

制法：香菜洗净，切成碎末。将苦瓜洗净，去瓜心，用刀削成薄片，放入碗中，加入番茄酱、香油、酱油、醋拌匀，再撒上香菜末即成。

功效：消暑开胃。适用于痛风、热病烦渴、食欲不振等症。

◈ **黄芩炒苦瓜**

用料：黄芩 15 克，苦瓜 300 克，植物油 50 毫升，葱丝、精盐、鸡精、料酒各适量。

制法：将黄芩加水煎煮 25 分钟，去渣取汁。苦瓜洗净，切成薄片。将炒锅置火上烧热，加入植物油，烧至七成热时，放入葱丝、料酒爆香，放入苦瓜、黄芩汁、精盐、鸡精，翻炒 3 分钟即成。

功效：清热解毒，泻火祛湿，消炎止痛。适用于湿热型黄疸、肺热咳嗽、痛风等症。

◈ **雪绵豆沙**

用料：赤豆沙 200 克，鸡蛋清 150 毫升，面粉 25 克，淀粉 5 克，白糖、青丝、红丝、油各适量。

制法：将豆沙搓成玻璃球大小的丸状，滚上一层面粉。

鸡蛋清抽打成泡沫状,加淀粉、面粉搅拌均匀。炒锅上火,放油烧至四成热,将豆沙球蘸蛋泡糊下油锅炸透,捞出,摆在盘中,撒上白糖和青丝、红丝即成。

功效:补气养血。适用于痛风、贫血等症。

◈ 蛋花荸荠蓉

用料:荸荠 500 克,鸡蛋 2 个,冰糖 100 克。

制法:荸荠浸泡在水中,待沙泥脱落,洗净,削皮,再用稀盐水浸泡片刻,冲净。把荸荠肉用搅拌机搅成蓉。锅中加 4 杯水,烧开后,放入冰糖和荸荠。把鸡蛋搅匀成蛋液,也倒入水中,小沸即可熄火。

功效:滋阴化痰,清热润肺。适用于痛风、咳嗽等症。

◈ 蜜汁马铃薯

用料:马铃薯 500 克,蜂蜜 30 克,白糖、桂花、植物油各适量。

制法:将马铃薯洗净去皮,切成小方丁。炒锅上火,放油烧热,倒入马铃薯丁,改用中火氽炸,待呈焦黄色时捞出沥油,装入盘中。锅内留余油,加入适量水和白糖煮开,熬至糖汁收浓时加入蜂蜜和桂花,离火拌匀,浇在炸酥的马铃薯丁上即成。

功效:健脾和胃,补中益气。适用于痛风、便秘、失眠等症。

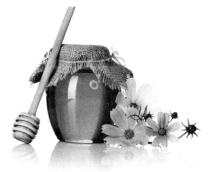

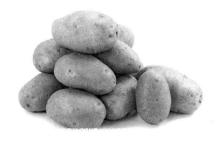

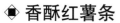

◈ **香酥红薯条**

用料：鲜红薯 500 克，植物油 500 毫升，花椒盐适量。

制法：① 将红薯去皮洗净，切成细条，放入清水中浸泡 10 分钟，沥干水分后晒干。

② 炒锅上火，放油烧至五成热，放入红薯条炸至金黄起泡时捞出沥油。食用时，撒上一些花椒盐即成。

功效：健脾胃，益气力，强肾阴。适用于痛风、便秘等症。

◈ **糖醋山药**

用料：山药 500 克，白糖 50 克，醋 20 毫升，面粉 50 克，植物油适量。

制法：① 将山药洗净、去皮，切成滚刀块，裹上干面粉。

② 炒锅烧热，注油烧至六成热时将山药块放入，炸至起皮呈黄色捞出，沥油。

③ 炒锅控净油，加醋、白糖水，烧开后再倒入山药块，使浓汁裹匀山药块即成。

功效：健脾固精。适用于痛风、遗精、早泄等症。

◈ **核桃泥**

用料：核桃仁 250 克，山药 100 克，精盐少许。

制法：将核桃仁浸在含盐的冷开水中，5 分钟后取出，放进微波炉转 3 分钟，取出捣碎，与炒熟的山药粉混合拌匀即可。每次 30 克，用温开水送服。

功效：健胃，润肺，安神。适用于痛风。

◉ **韭菜炒核桃仁**

用料：核桃仁 30 克，韭菜 150 克，精盐、鸡精、植物油各适量。

制法：将核桃仁下油锅炸黄，再加入洗净切成段的韭菜，炒熟，调入精盐、鸡精即成。

功效：补肾壮阳，益智强身。适用于痛风、勃起功能障碍、早泄、遗精等症。

◉ **琉璃苹果**

用料：苹果 500 克，鸡蛋黄 2 个，白糖 100 克，湿淀粉 200 克，植物油 350 毫升（实耗 40 毫升），青丝、红丝、芝麻各适量。

制法：将苹果洗净，削皮挖核，切成块。鸡蛋黄打入碗中，加淀粉搅成糊。将苹果块在鸡蛋糊内蘸匀，放入热油锅中炸，炸好备用。炒锅上火，放入白糖，加少许水，文火熬至起泡，下炸好的苹果，撒上青丝、红丝、芝麻，使糖汁均匀裹在苹果上，倒在抹过油的盘子里，用筷子逐块拨开，晾凉即成。

功效：养胃生津，滋阴润肺。适用于痛风、饮食不振等症。

◉ **苹果藕粉**

用料：苹果 300 克，藕粉 200 克。

制法：藕粉加水调匀。苹果洗净去皮、核，切成极细的末待用。将藕粉入锅，文火慢煮，边熬边搅，熬至透明时，加入苹果末，稍煮即成。

功效：滋补强身。适用于痛风。

◈ 蛋白芙蓉橘

用料:鸡蛋清 6 个,橘瓣 50 克,白糖 30 克,青丝、红丝适量。

制法:将鸡蛋清加白糖 15 克,再放水适量调匀,上笼蒸呈芙蓉状取出。将橘瓣摆在鸡蛋清芙蓉上。取炒锅上火,放入剩下的白糖,熬至白糖溶化后,浇在橘瓣上,再撒上青丝、红丝即成。

功效:补养脾胃。适用于痛风、消化不良等症。

◈ 脆皮香蕉

用料:香蕉 4 根,果酱 50 克,鸡蛋 1 个,植物油 500 毫升(实耗 50 毫升),面粉 25 克,淀粉 25 克。

制法:将香蕉去皮,滚一层干淀粉。将面粉、淀粉放入碗中,打入鸡蛋,加入植物油和清水适量,搅拌成糊。炒锅上火,放油烧至六成热,将香蕉逐个蘸匀面糊,下入油锅炸至饱满呈金黄色时,捞起装盘即成。

功效:清热润肠,止渴降压。适用于痛风。

◈ 香蕉烩三鲜

用料:香蕉 150 克,苹果 100 克,山楂糕 50 克,荸荠 100 克,白糖 250 克,糖桂花、湿淀粉各适量。

制法:香蕉洗净,去皮后切成斜刀片。苹果洗净,去皮后切成四半,剔去核,切成片。山楂糕切成薄片。荸荠洗净,去皮后切成片。炒锅上火,加入清水,白糖,烧开后撇去浮沫,下苹果、香蕉、荸荠、糖桂花煮沸,用湿淀粉勾稀芡,出锅放入碗中,撒上山楂糕片即成。

功效：清热生津，润肺化痰，滑肠通便。适用于痛风、咳嗽、便秘等症。

◈ 芹菜炒鸡蛋

用料：芹菜 500 克，鸡蛋 4 个，葱花、精盐、鸡精、香油各适量。

制法：将芹菜择洗干净，切成 3 厘米长的段，用沸水焯一下，取出晾凉，沥水待用。将鸡蛋打入碗中，加少许精盐、葱花和水调匀。炒锅上火，放香油烧热，倒入鸡蛋液，边炒边淋油，炒至鸡蛋半熟，再放入芹菜、精盐、鸡精，炒熟后出锅，盛入盘中即成。

功效：清热解毒，利湿消肿。适用于高尿酸血症。

◈ 茭白炒鸡蛋

用料：鸡蛋 5 个，茭白 200 克，植物油 40 毫升，精盐、鸡精、黄酒各适量。

制法：茭白去外皮洗净，切成细丝。将鸡蛋打入碗内，放入茭白丝、精盐、鸡精、黄酒调匀。炒锅上火，放油烧热，放入鸡蛋液炒至鸡蛋凝固成块即成。

功效：清热化痰，理气宽胸。适用于痛风、咳嗽等症。

◈ 番茄滑蛋

用料：鲜番茄 250 克，鸡蛋 3 个，植物油 100 毫升，精盐、鸡精、白糖、素鲜汤各适量。

制法：番茄切成丁，鸡蛋打入碗内。将番茄丁、蛋液拌匀，调入精盐、鸡精、白糖少许。炒锅烧热，下油烧热后将碗内的番茄丁、蛋液倒入锅中,混炒片刻,加入素鲜汤,烧1~2分钟即成。

功效:滋阴润燥,凉血保肝。适用于痛风、烦热等症。

◈ **果酱蛋卷**

用料:鸡蛋4个,牛奶50毫升,果酱100克,植物油50毫升。

制法:将鸡蛋打入碗中,加入牛奶,用筷子打匀。炒锅上火,放油烧热,倒入蛋液,摊成蛋饼,将果酱抹在蛋饼的上面,用铲子将其卷成蛋卷,起锅装盘即成。

功效:滋阴开胃。适用于痛风、消化不良等症。

◈ **牛奶炒蛋清**

用料:鲜牛奶200毫升,鸡蛋清200毫升,熟火腿5克,植物油20毫升,精盐、鸡精、芡粉各适量。

制法:将牛奶倒入碗中,加入鸡蛋清、精盐、鸡精、芡粉,用筷子搅打均匀。炒锅上火,放油烧热,下入打匀的牛奶蛋清拌炒,炒至刚刚断生,呈浓缩状,出锅装碟,撒上火腿末,趁热食用。

功效:滋阴润肺。适用于痛风。

◈ **薏苡仁土茯苓**

用料:薏苡仁30克,土茯苓60克。

制法:将薏苡仁、土茯苓洗净,一起放入砂锅中,加入适量的水,文火煎煮1小时即成。每日1剂,分2次送服。

功效:健脾利湿,清热解毒。适用于痛风。

◈ **芝麻桂膝散**

用料：桂枝 20 克，牛膝 20 克，黑芝麻 120 克，面粉 500 克。

制法：将桂枝、牛膝共研成细末，与黑芝麻、面粉搅匀，做成丸状，蒸熟，焙干，研成面。每日 3 次，每次 20 克，温开水冲服。

功效：祛风湿，壮筋骨。适用于痛风，证见关节肿痛，屈伸不利，或足跟肿痛拒按者。

◈ **爬墙虎煎子**

用料：爬墙虎 90 克，黄酒适量。

制法：将爬墙虎加水煎取汁。每日 1 剂，分 3 次服，每次以 10 毫升黄酒做药引子内服。

功效：祛风止痛。适用于痛风，证见关节肿痛，痛不可触，屈伸不利，时伴有发热、口渴者。

◈ **椒叶止痛丸**

用料：花椒皮 500 克，嫩松叶、柏叶各 250 克。

制法：将上述几味煸炒后研末，炼蜜为丸，重约 3 克。每日 3 次，每次 1 丸，饭后服用。

功效：祛风，通络，止痛。适用于痛风，证见关节疼痛，红肿灼热，喜冷拒按，活动不利。

◈ **丹参炒鸡丝**

用料：丹参粉 15 克，鸡脯肉 300 克，青瓜 300 克，葱、姜、精盐、酱油、料酒、植物油各适量。

制法：将丹参研成粉，鸡脯肉、青瓜、葱、姜分别切成丝。将炒锅置火上烧热，加入植物油，烧至七成热时，放入葱、姜、酱油、料酒爆香，放入鸡丝、青瓜、丹参粉、精盐，用武火翻炒5分钟即可。

功效：活血化瘀，凉血消痛，消炎止痛。适用于月经不调、肢体疼痛、痛风等症。

◈ **红花蚂蚁炒鸡片**

用料：山药20克，红花6克，蚂蚁20克，鸡肉150克，葱、姜、精盐、鸡精、白酒、植物油各适量。

制法：将山药润透，切成片。蚂蚁洗净，用白酒浸泡。鸡肉洗净，切成3厘米见方的块。葱切段，姜切片。将炒锅置武火上烧热，加入植物油，烧至六成热时，加入葱、姜爆香，下入鸡肉片、料酒，炒变色后加入蚂蚁、山药、红花，炒熟后调入精盐、鸡精即成。

功效：健脾益胃，祛风胜湿，活血化瘀。适用于脾胃虚弱、高血压、糖尿病、痛风等症。

◈ **陈皮牛肉丝**

用料：牛里脊肉500克，陈皮6克，鲜橙汁20毫升，鸡蛋清、葱末、姜末、精盐、鸡精、白糖、酱油、植物油、湿淀粉各适量。

制法：将牛肉切成丝，用蛋清拌开，放入淀粉，搅匀待用。鲜陈皮切丝，放开水中焯去苦味。炒锅置火上，油热后，炒牛肉丝至八成熟，盛入盘中。锅留底油，放入少许葱末、姜末，煸出香味后放入酱油、牛肉丝，在锅中煸炒几下，再将鲜橙汁、陈皮丝放入锅里,放少量精盐、鸡精、白糖,翻炒后加入淀粉汁,即可食用。

功效:化痰除湿,舒筋通络。适用于痰湿阻滞型痛风。

◈ **土茯苓炒肉丝**

用料:土茯苓 30 克,猪肉 300 克,芹菜 250 克,葱、姜、精盐、料酒、植物油各适量。

制法:土茯苓加水煮 30 分钟,滤渣留汁。芹菜切成 3 厘米长的段。葱切段,姜切片。猪肉洗净,切成丝。炒锅置火上,放入植物油烧至七成热时,放入葱段、姜丝、料酒爆香,再放入肉丝、芹菜、土茯苓汁、精盐,翻炒 5 分钟即成。

功效:利湿解毒,消炎止痛。适用于痈肿疮毒、痛风等症。

◈ **红花白菊花炒肉片**

用料:红花 6 克,白菊花(鲜品)100 克,猪瘦肉 250 克,葱、姜、精盐、鸡精、料酒、植物油各适量。

制法:将红花、白菊花洗净。猪瘦肉洗净,切成薄片。葱切段,姜切片。将炒锅置武火上烧热,加入植物油烧至六成热时,放入葱、姜爆香,放入猪瘦肉片,加入料酒,待肉变色后,下入精盐、鸡精,炒熟后,加入红花、白菊花即成。

功效:补血益气,活血化瘀,平肝明目。适用于吐血、伤寒发狂、产后腹痛、痛风等症。

◈ **桂枝白茯苓里脊**

用料:白茯苓 30 克,桂枝 10 克,猪里脊肉 250 克,鸡蛋 1 个,植物油 1000 毫升(实耗 60 毫升),葱、姜、精盐、鸡精、白糖、料酒、酱油、面粉、豆粉、椒盐各适量。

制法：①将白茯苓、桂枝研成细粉,过筛。猪里脊肉洗净,切成 2 厘米宽、4 厘米长的段。葱切花,姜切片。

②将茯苓粉、桂枝粉、面粉、豆粉、精盐、鸡精、白糖、酱油、料酒、葱、姜、鸡蛋液放入同一个碗内,加清水少许调成糊状,再将猪里脊肉放入挂浆备用。

③将炒锅置武火上烧热,加入植物油烧至六成热时,用筷子夹住猪里脊肉,逐块放入油锅内炸为金黄色捞出,沥干油分,直至炸完为止。食用时,配 1 碟椒盐即可。

功效：渗湿利水,益脾和胃,宁心安神。适用于痛风等症。

◈ **丁香当归蒸排骨**

用料：丁香 15 克,当归 20 克,猪排骨 400 克,葱、姜、盐、鸡精、料酒各适量。

制法：丁香、当归洗净切片。猪排骨剁成 3 厘米长的段。葱切段,姜切片。将猪排骨用精盐、鸡精、料酒拌匀,放在蒸锅内,再下入丁香、当归、葱、姜,用武火蒸 25 分钟,出锅后即可。

功效：补血止痛。适用于风湿痹痛、痛经、痛风等症。

◈ **酸辣猪血**

用料：鲜猪血 250 克,鸡蛋皮 100 克,青豌豆 50 克,湿淀粉 50 克,花椒汁 10 克,精盐、鸡精、食醋、香油、植物油、白胡椒粉各适量。

制法：将猪血放入碗中,加清水适量,上笼蒸成血块。取出后切成 1 厘米宽、3 厘米长的条,鸡蛋皮也切成同样的条。锅中放油适量,放入猪血块、鸡蛋皮、豌豆、精盐、鸡精、食醋、花椒汁、白胡椒粉,烧熟后用湿淀粉勾芡,淋上香油即成。

功效:补精益血,补心安神。适用于痛风、贫血、失眠等症。

调养粥谱

◈ 燕麦百合粥

用料:燕麦片 100 克,百合 25 克。

制法:将百合加水 500 毫升煮熟,撒入燕麦片搅匀,煮沸 3~5 分钟即可食用。也可加白糖调味。

功效:润肺化痰,补虚敛汗。适用于痛风、支气管炎等症。

◈ 莜麦南瓜粥

用料:莜麦片 100 克,南瓜 200 克。

制法:将南瓜洗净,剖开去籽,切成 1 厘米见方的小丁块,放入锅中,加水煮至半熟,撒入莜麦片,搅拌均匀,以文火煮至沸,继续煨煮 10 分钟即成。早晚 2 次分服。

功效:补虚健脾,止渴降糖,降低血脂,降低尿酸。适用于痛风、糖尿病等症。

◈ 大麦马铃薯粥

用料:大麦仁 100 克,马铃薯 500 克,葱花、精盐、植物油各适量。

制法:大麦仁去杂洗净。马铃薯去皮洗净,切成小丁。炒锅上火,放油烧热,下葱花煸香,加适量水,放入大麦仁烧至沸腾,加入马铃薯丁煮至成粥,加精盐调味即成。

痛风病的治疗与调养

功效：健脾益气，调中和胃。适用于痛风、便秘等症。

◈ 桂圆肉粟米粥

用料：桂圆肉 15 克，粟米 100 克，红糖适量。

制法：将桂圆肉洗净，与淘洗干净的粟米同入锅中，加清水适量，先用武火烧沸，再改用文火煮成稠粥，调入红糖即成。

功效：健脾益气，补血养心，安神益智。适用于痛风、虚劳羸弱、失眠健忘、脾虚腹泻等症。

◈ 粟米鸡内金粥

用料：粟米 50 克，赤小豆 50 克，鸡内金 15 克。

制法：鸡内金研为细末。将粟米、赤小豆洗净，放入锅中，加清水适量，粥熟后放入鸡内金末调匀即成。

功效：健脾养血，和中开胃。适用于痛风、消化不良等症。

◈ 焦三仙粥

用料：焦山楂 30 克，焦麦芽 30 克，焦谷芽 30 克，粳米 50 克。

制法：将焦山楂、焦麦芽、焦谷芽与淘净的粳米同放入锅中，加水煮成稠粥即成。

功效：消食和胃。适用于痛风。

◈ 薏苡仁粥

用料：薏苡仁 30 克，糯米 30 克，冰糖适量。

制法：将薏苡仁和糯米洗净，一起放入砂锅中，加清水适量,用文火煎煮成粥,加入冰糖再煮片刻即可。

功效:温中利尿,除痹消肿。适用于痛风、肌肉抽搐等症。

◈ **金银花薏苡仁粥**

用料:金银花 20 克,薏苡仁 20 克,芦根 30 克,冬瓜子仁 20 克,桃仁 10 克,粳米 100 克。

制法:将前 5 味用冷水浸泡半小时,加水煎煮 15 分钟,去渣取汁,再与粳米一起煮成稠粥。

功效:清热化湿,活血化瘀。适用于高尿酸血症、湿热痹阻型痛风。

◈ **苍术薏苡仁粥**

用料:苍术 12 克,川牛膝 15 克,薏苡仁 90 克,生石膏 24 克。

制法:将苍术浸泡后,取出炒熟。将全部原料洗净,放进瓦锅内,加清水适量,用文火煮 2~3 小时,即可。每日 1 次,随量食用。

功效:清热化湿、宣痹止痛。适用于湿热痹阻型痛风,证见关节灼热疼痛,皮肤红肿,局部肿胀变形,屈伸不利,可伴发热恶风,口渴烦躁,小便短赤,舌质红,舌苔黄腻,脉滑数者。

◈ **白芍枸杞粥**

用料:白芍 15 克,枸杞子 10 克,粳米 150 克,白糖 15 克。

制法:将白芍研成细粉,枸杞子、粳米分别洗净。将白芍粉、枸杞子、粳米放入锅中,加水 500 毫升,置武火上烧沸,转用文火煮30分钟,调入白糖即可。

功效:养血敛阴,平抑肝阳,柔肝止痛。适用于肝气不和、行经腹痛、头晕目眩、痛风等症。

◈ 黄精枸杞粥

用料:黄精15克,枸杞子10克,粳米150克。

制法:将黄精、枸杞子、粳米洗净,放入锅中,加水500毫升,置武火上烧沸,再用文火熬30分钟即成。

功效:补肾益气,滋肝养肺。适用于肝肾阴虚、腰膝酸痛、风湿疼痛等症。

◈ 赤小豆山药粥

用料:赤小豆60克,山药50克,薏苡仁25克,莲子25克,糯米60克,大枣10枚,白糖适量。

制法:将赤小豆、山药、薏苡仁、莲子、大枣、糯米淘洗干净,一同放入锅中,加入清水适量,先用武火煮沸,再转用文火煮至原料熟烂,调入白糖稍炖即成。

功效:清热解毒,健脾利湿。适用于高尿酸血症。

◈ 百合杏仁红小豆粥

用料:百合10克,杏仁6克,红小豆60克,粳米100克,白糖适量。

制法:将以上前4味淘洗干净,一同入锅,加水适量,用武火烧开后,转用文火煮成稀粥,调入白糖搅匀即成。日服1剂,温热食用。

功效:清热利湿,滋阴润肺。适用于痛风。

◈ **韭菜籽粥**

用料：韭菜籽 8 克，粳米 60 克，精盐适量。

制法：将韭菜籽研成细末用米煮粥，待粥沸后，加入韭菜籽末及精盐，同煮为稀粥即可。

功效：补肝益肾，降低尿酸。适用于痛风、勃起功能障碍等症。

◈ **红花桃仁粥**

用料：红花 6 克，桃仁 10 克，粳米 150 克，红糖 15 克。

制法：将红花、桃仁、粳米分别洗净，一同放入煮锅中，加水 500 毫升，用武火烧沸后，转用文火煮 30 分钟，加入红糖即成。

功效：活血化瘀，温经通络。适用于瘀血疼痛、经闭疼痛、胁痛、伤痛、便秘、跌打损伤、痛风等症。

◈ **韭菜粥**

用料：新鲜韭菜 60 克，粳米 100 克，精盐适量。

制法：韭菜洗净切成碎末。粳米淘洗干净，放入砂锅，加水 1000 毫升，用武火烧开后加入韭菜细末，转用文火熬煮成稀粥用精盐调味即可。

功效：补肾壮阳，健脾暖胃。适用于痛风、勃起功能障碍、腹中冷痛等症。

◈ **苋菜粥**

用料：苋菜 150 克，粳米 50 克，精盐、鸡精各适量。

制法：将苋菜择洗干净，放入沸水中焯一下，取出剁为碎末。粳米淘洗干净，加水煮粥，粥成时加入苋菜，煮5分钟后，调入精盐、鸡精即可。

功效：清热解毒，清肝利胆，补血凉血。适用于痛风、贫血等症。

◈ **黄瓜粥**

用料：黄瓜50克，粳米100克。

制法：黄瓜洗净切片。粳米淘洗干净，放入锅中，加适量的水，待粥快熟时加入黄瓜片，稍煮即成。

功效：清热解毒，降低尿酸。适用于痛风、身热烦渴、咽喉肿痛、小便不利等症。

◈ **苦瓜粥**

用料：苦瓜100克，粳米100克，冰糖20克，精盐少许。

制法：将苦瓜去瓤，切成小丁。将粳米淘洗干净，放入锅中，加水适量，用武火烧开，放入苦瓜丁、冰糖、精盐，转用文火熬煮成稀粥。

功效：清暑解毒，清心明目。适用于痛风、中暑、目赤痛肿、痢疾等症。

◈ **芹菜粥**

用料：鲜芹菜60克，粳米100克。

制法：将芹菜洗净切碎，与淘洗干净的粳米一同入锅，加清水适量，用武火烧开后，转用文火熬煮成稀粥。每日早晚使用，可长期服用。宜现煮现吃，不宜久放。

功效：固肾利尿，清热平肝。适用于痛风、水肿、小便热涩不利等症。

◈ **胡萝卜粥**

用料：新鲜胡萝卜 150 克，粳米 50 克，香油适量。

制法：将胡萝卜洗净切碎，与淘洗干净的粳米一同入锅，加清水适量，用武火烧开，再转用文火熬煮成稀粥，淋上香油即成。

功效：健脾和胃，明目降压。适用于痛风、高血压病、夜盲症等。

◈ **芦笋胡萝卜粥**

用料：鲜绿芦笋 60 克，胡萝卜 250 克，苹果 250 克，粳米 100 克。

制法：将芦笋、胡萝卜、苹果洗净，绞碎成浆。粳米加水煮粥，粥将成时加入蔬果浆，再煮片刻即成。

功效：清热化湿。适用于湿热痹阻型痛风。

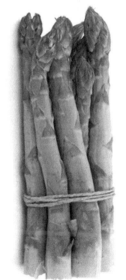

◈ **木瓜陈皮粥**

用料：木瓜、陈皮、丝瓜络、川贝母各 5 克，粳米 50 克，冰糖适量。

制法：将以上原料洗净，木瓜、陈皮、丝瓜络先煎，去渣取汁，加入粳米、川贝母（切碎）煮至米烂粥稠，加冰糖适量即成。佐餐食用，随量服食。

痛风病的治疗与调养

功效：化痰除湿，舒筋通络。适用于痰湿阻滞型痛风，症见关节肿胀，甚则关节周围浮肿，局部酸麻疼痛，或见"块瘰"硬结不红，伴有肢体困重、目眩、面浮、足肿、胸脘痞闷、舌胖，舌苔白腻，脉缓或弦滑者。

◈ 大枣桑椹粥

用料：大枣 10 枚，桑椹 30 克，百合 30 克，粳米 100 克。

制法：将大枣、桑椹、百合放入锅中，加水煎取汁液，去渣后与淘洗干净的粳米一同煮粥即可。

功效：养血祛风，滋肝补肾，润肺清心。适用于痛风、神志不清、心悸不安等症。

◈ 三七桂圆大枣粥

用料：三七粉 3 克，桂圆 6 枚，大枣 6 枚，粳米 150 克，白糖 15 克。

制法：将桂圆、大枣、粳米洗净，与三七粉一起放入锅内，加水 500 毫升，置武火上烧沸，再用文火煮熬 35 分钟，调入白糖即成。

功效：活血化瘀，益气止痛。适用于瘀血肿痛、月经过多、气血虚弱、痛风等症。

◈ 柿叶山楂粥

用料：柿叶 10 克，山楂 12 克，粳米 100 克。

制法：将柿叶、山楂加水煎取药汁，与淘净的粳米一同下入锅中，加入适量清水熬煮成粥即可。

功效：降压降脂，降低尿酸。适用于痛风，尤其适用于痛

痛风病的治疗与调养

风伴有高血压、高血脂者。

◈ **牛奶枣粥**

用料：牛奶 400 毫升，大枣 20 枚，粳米 100 克，红糖 20 克。

制法：将粳米淘洗干净，放入锅内，加水 1000 毫升，置武火上煮开后，用文火煮 20 分钟，米烂汤稠时加入牛奶、大枣，再煮 10 分钟。食用时加红糖，调匀即可食用。

功效：补气养血，健脾和胃，生津止渴。适用于痛风、糖尿病、便秘等症。

◈ **牛奶梨片粥**

用料：牛奶 250 克，梨 2 个，鸡蛋黄 3 个，粳米 150 克，柠檬汁 5 毫升，白糖适量。

制法：将梨去皮、核，切成厚片，加适量白糖上笼蒸 15 分钟，淋上柠檬汁拌匀后离火。牛奶烧沸后加白糖，投入淘洗干净的粳米，烧沸后文火煨煮成稠粥，调入打匀的鸡蛋黄，拌和后分盛入碗，铺上数块梨片，浇上梨汁即可。

功效：滋补气血。适用于痛风、便秘等症。

◈ **水果什锦粥**

用料：糯米 200 克，橘子、菠萝、香蕉、梨、青梅、樱桃、白糖各适量。

制法：糯米淘洗干净。橘子剥去外皮，取橘瓣备用。菠萝去皮切成小块。香蕉去皮切成小块。梨洗净，去皮切成小块。将糯米放入锅内，加入清水，置火上煮至米开花粥黏稠时，加入白糖调味，离火。将橘瓣、菠萝块、梨块、青梅、香蕉块拌入粥内,再在每碗粥内放 3 个红樱桃即成。

功效:滋阴生津,降低尿酸。适用于痛风。

◈ **果泥奶粥**

用料:苹果 500 克,牛奶 1000 毫升,粳米 200 克,白糖适量。

制法:将苹果洗净去皮,切成两半,挖掉果核,再切成薄片,捣成果泥备用。将粳米淘洗干净,放入锅内,加清水适量,熬至半熟时,倒入牛奶继续熬至米烂开花,调入白糖起锅,稍凉后,拌入果泥即成。

功效:补虚美容,润肠通便。适用于痛风、便秘等症。

◈ **苹果皮粥**

用料:新鲜苹果皮 50 克,粳米 50 克,白糖适量。

制法:将炒锅上火烧热,放入粳米炒黄,盛出。砂锅上火,加入洗净的苹果皮、炒黄的粳米和适量的水,先用武火煮开,转用文火熬 30 分钟调入白糖即可。

功效:健脾润肺。适用于痛风性关节炎。

◈ **三宝蛋黄粥**

用料:熟鸡蛋黄 1 个,山药 15 克,生薏苡仁 30 克,芡实 15 克,糯米 30 克。

制法:将山药、薏苡仁、芡实研成末,与淘洗干净的糯米一同入锅,加清水适量,用武火烧开,再转用文火熬煮成稀粥,加入鸡蛋黄,拌匀即成。

功效:健脾开胃,养心安神。适用于痛风。

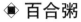

◈ 百合粥

用料：百合 100 克，粳米 100 克。

制法：将百合洗净，与淘净的粳米一同放入锅中，加水适量，先用武火烧沸，再改用文火熬煮成稠粥。

功效：养心润肺，清热止痛。适用于湿热痹阻型痛风急性发作期及痛风性关节炎缓解期。

◈ 荷叶粥

用料：荷叶 30 克，粳米 200 克，白糖 80 克，明矾适量。

制法：荷叶洗净，切成小片，放入温水锅内煮至水发绿，加入少许明矾，待水沸后，取出荷叶。粳米淘洗干净，下入煮荷叶的锅内，开锅后改用文火煮至粳米开花，盛入碗内，加入白糖即成。

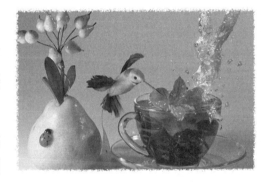

功效：开胃清热，降低尿酸。适用于痛风，并可预防中暑。

◈ 白芷粥

用料：白芷 15 克，大米 60 克，白糖 15 克。

制法：将白芷、大米一同放入锅中，加水 600 毫升，置武火上烧沸，再用文火煮 30 分钟，调入白糖即成。

功效：祛风除湿，消肿止痛。适用于寒湿腹痛、痛风等症。

痛风病的治疗与调养

◆ **土茯苓粥**

用料：土茯苓 30 克，粳米 100 克。

制法：将土茯苓洗净，晒干，研成细粉，备用。粳米淘洗后，放入锅中，加水煮成稠粥，粥将成时加入土茯苓粉，搅匀再煮沸即成。

功效：清热解毒，除湿通络。适用于湿热痹阻型痛风急性发作期，对急性痛风性关节炎尤为适用。也适用于痛风病发作间歇期和慢性期的老年患者。

调养药膳

◆ **桑寄生煲鸡蛋**

用料：桑寄生 30 克，鸡蛋 1 只。

制法：将桑寄生和鸡蛋一起放入砂锅，加水用文火炖煮，鸡蛋熟后捞出，去壳再放入汤内煮 15 分钟即成，饮汤吃蛋。

功效：补肝益肾，强筋健骨。适用于痛风、高血压、神经痛等症。

◆ **秦艽煲瘦肉**

用料：秦艽 30 克，猪瘦肉 50 克，调料适量。

制法：将猪瘦肉洗净、切块，与洗净的秦艽共入煲内，加适量清水，文火煮至肉烂，调味即可。喝汤食肉，随量服食。

功效：清热化湿、宣痹止痛。适用于湿热痹阻型痛风。

◆ **木瓜煲带鱼**

用料：生木瓜 250 克，鲜带鱼 200 克，陈皮 6 克，葱花、精盐、食用油、鸡精、香油、清汤各适量。

制法：① 将生木瓜去皮洗净，切片备用。带鱼去鳃及内脏，洗净（勿将带鱼表层的银白色油脂洗去），切成3.5厘米的段，待用。

② 油烧至六成热，投入葱花，炒出香味后即投入带鱼段，煸炒，加清汤适量，用武火煮沸，放入木瓜片、陈皮，改用文火煲至带鱼肉、木瓜片熟烂，加精盐、鸡精拌匀，淋入少许香油即成。

功效：化痰除湿，舒筋通络。适用于痰湿阻滞型痛风。

◼ 大枣煮南瓜

用料：大枣20枚，南瓜500克，红糖适量。

制法：将南瓜洗净去皮，切成小方块，大枣以温水泡发后洗净去核，一同放入锅中，加水煮至熟烂，加入红糖拌匀即成。

功效：补中益气。适用于痛风、久病体虚、脾胃虚弱、气短倦怠等症。

◼ 川芎煮牛奶

用料：川芎10克，牛奶250毫升，冰糖15克。

制法：① 川芎润透，切片，酒炒。牛奶倒入炖盅。冰糖打碎成屑。

② 将川芎放入锅中，加水适量，煮25分钟，收取药液，放入盛牛奶的炖盅中。

③ 将牛奶炖盅置武火上烧沸，加入冰糖屑即成。每日1次，坚持食用半个月。

功效：活血行气，祛风止痛。适用于肢体麻木、痛风、头痛等症。

◈ 茯苓煮牛奶

用料：茯苓20克，牛奶250毫升，冰糖15克。

制法：将茯苓研成细粉，冰糖打成碎屑。将茯苓粉放入炖盅中，倒入牛奶，置武火上烧沸，转用文火煮6分钟，加入冰糖屑即成。

功效：渗湿利水，宁心安神。适用于小便不利、水肿胀满、痛风等症。

◈ 桂枝炖鲜藕

用料：桂枝15克，鲜藕300克，猪排骨200克，葱、姜、精盐、鸡精、料酒各适量。

制法：① 桂枝洗净，切成段。鲜藕洗净，切成块。猪排骨切成3厘米长的段。

② 将桂枝、鲜藕、猪排骨同时放入炖锅中，加水500毫升，用武火烧沸后，调入葱、姜、料酒，转用文火炖30分钟，调入精盐、鸡精即成。

功效：解毒散寒，温经通络。适用于关节酸痛、风寒感冒、闭经腹痛、痛风等症。

◈ 薏苡仁炖冬瓜

用料：薏苡仁80克，冬瓜200克，葱、姜、精盐、鸡精、料酒、鸡油各适量。

制法：① 薏苡仁洗净。冬瓜去皮洗净，切成2厘米宽、4厘米长的块。葱切段，姜切片。

② 将薏苡仁、冬瓜、葱段、姜片、料酒同放入炖锅中,加水800 毫升,置武火上烧沸,再用文火炖煮 30 分钟,加入精盐、鸡精、鸡油即成。

功效:清热解毒,祛风除湿。适用于中暑高热、昏迷不醒、肾炎、痛风、筋脉拘挛、风湿痹痛等症。

◈ 牛膝黄豆炖海带

用料:牛膝 15 克,黄豆 30 克,干海带 150 克,葱、姜、精盐、鸡精、植物油各适量。

制法:① 将牛膝、黄豆洗净,用清水浸泡 60 分钟。干海带用温水泡涨泡软,切成 3 厘米见方的块。葱、姜切成丝。

② 将炒锅置武火上烧热,加入植物油,烧至七成热时,放入葱、姜爆香,放入牛膝、黄豆、海带、精盐、鸡精,再加清水适量,炖 30 分钟即可。

功效:敛肺涩精,消炎止痛。适用于痤疮、痛风等症。

◈ 山药枸杞炖鹿茸

用料:鹿茸片、山药 30 克,枸杞子 15 克,生姜、红枣、米酒少许,调味料适量。

制法:将山药、枸杞子、生姜、红枣洗净,与米酒、鹿茸片一起放入炖盅内,加开水适量,文火隔水炖 2 小时,去渣留汁,调味即可。

功效:补益肝肾,舒筋通络。适用于肝肾亏损型痛风。

◈ 人参炖樱桃

用料:人参 6 克,樱桃 60 克,冰糖 15 克。

制法：将人参润透，切成片。樱桃洗净，去果柄、杂质。冰糖打碎成屑。将人参、樱桃放入炖盅中加水250毫升，置武火上烧沸，再用文火炖煮25分钟，加入冰糖屑即成。

功效：补元气，祛风湿。适用于瘫痪、风湿腰痛、冻疮、痛风等症。

◉ 党参茯苓炖樱桃

用料：党参10克，茯苓10克，白术10克，甘草10克，樱桃200克，冰糖20克。

制法：将党参、茯苓、白术、甘草、樱桃洗净，放入炖锅中，加水500毫升，置武火上烧沸，转用文火炖煮25分钟，放入冰糖即成。

功效：补气血，祛风湿。适用于四肢麻木、瘫痪、痛风等症。

◉ 牛膝熟地炖雄鸡

用料：牛膝、熟地黄、黄芪、白芍各15克，桂枝20克，炙甘草10克，公鸡1只（约1000克），葱、姜、精盐、鸡精、料酒、胡椒粉、鸡油各适量。

制法：① 将各味药物洗净，放入纱布袋内，扎紧口。

② 将公鸡宰杀后，去毛、内脏及爪。葱切段，姜切片。

③ 将药包、公鸡、葱、姜、料酒同放入炖锅内，加水3000毫升，置武火上烧沸，转用文火炖煮35分钟，加入精盐、鸡精、胡椒粉、鸡油即成。

功效：活血化瘀，祛风除湿。适用于痛风。

◈ 防风白芷炖白鸽

用料：白芷 20 克，防风 10 克，白鸽 1 只（约 250 克），火腿肠 30 克，葱、姜、精盐、鸡精、料酒、胡椒粉各适量。

制法：① 将白芷用水浸泡一夜，切成薄片。防风洗净。

② 白鸽宰杀后，去毛、内脏及爪，切成 3 厘米见方的块。火腿肠切成块。葱切段，姜切片。

③ 将白芷、防风、白鸽肉、葱、姜、料酒同放入锅内，加水 3000 毫升，置武火上烧沸，再用文火炖 45 分钟，撒入火腿肠丁、精盐、鸡精、胡椒粉即成。

功效：补肾益气，祛风除湿。适用于头痛、面黄、痛风等症。

◈ 白芷羌活炖白鸭

用料：白芷 20 克，羌活 10 克，鸭肉 500 克，葱、姜、精盐、鸡精、料酒、胡椒粉各适量。

制法：① 白芷浸泡一夜，切成薄片。羌活洗净。鸭肉洗净，切成块。葱切段，姜切片。

② 将白芷、羌活、鸭肉、葱、姜、料酒同放炖锅内，加水 2500 毫升，置武火上烧沸，转用文火炖煮 45 分钟，调入精盐、鸡精、胡椒粉即成。

功效：清热利水，祛风除湿。适用于头痛、面黄、痛风等症。

◈ 桃仁当归尾炖蹄筋

用料：桃仁 9 克，当归尾 9 克，红花 6 克，川芎 10 克，威灵仙 9 克，猪蹄筋 200 克，葱、姜、精盐、鸡精、白酒各适量。

制法：① 桃仁去皮。当归尾洗净，切成片。葱切段，姜切片。

② 将桃仁、当归尾、红花、川芎、威灵仙放入纱布袋内，扎紧口，放入炖锅内，加入蹄筋、葱、姜、白酒，加水 800 毫升，置武火上烧沸，再用文火炖煮 35 分钟，调入精盐、鸡精即可。

功效：活血化瘀。适用于瘀血、湿痹、痛风等症。

◈ 黄柏苍术炖兔肉

用料：黄柏 10 克，苍术 9 克，兔肉 200 克，葱、姜、精盐、鸡精、料酒各适量。

制法：① 将黄柏、苍术洗净，装入纱布袋内。兔肉洗净，剁成 3 厘米见方的块。葱切段，姜切片。

② 把药袋、兔肉、葱段、姜片均放入炖锅内，加入适量的水，用武火烧沸，转用文火炖至肉烂熟，调味即可。

功效：清热解毒，泻火燥湿。适用于湿盛困脾、风寒湿痹、痛风等症。

◈ 独活桑寄生炖鳗鱼

用料：独活、桑寄生、当归、防风、秦艽、白芍、川芎、生地黄、杜仲各 10 克，细辛 9 克，橘心 4 克，甘草 6 克，茯苓 15 克，人参 12 克，牛膝 15 克，鳗鱼 1 尾（约 1000 克），葱、姜、精盐、鸡精、料酒、胡椒粉、鸡油各适量。

制法：① 人参润透，切成片。其余药物洗净，装入纱布袋内，扎紧口。

② 鳗鱼宰杀后，去头、尾、内脏及鳃。葱切段，姜切片。

③ 将药包、人参片、鳗鱼、葱、姜、料酒同放入炖锅内，加

水 3000 毫升, 置武火上烧沸, 再用文火炖煮 30 分钟, 调入精盐、鸡精、胡椒粉、鸡油即成。

功效:祛风胜湿, 散寒镇痛。适用于风寒湿痹、腰膝酸痛、手脚挛痛等症。

◈ 白芷川芎炖鱼头

用料:白芷 20 克, 川芎 15 克, 鲢鱼头 300 克, 葱、姜、精盐、鸡精、料酒、植物油各适量。

制法:将白芷、川芎润湿, 切成薄片。鱼头洗净。葱切段, 姜切片。将白芷、川芎、鱼头同放入炖锅中, 再放入葱、姜、精盐、鸡精、料酒、植物油, 加水 500 毫升, 用武火炖 25 分钟即成。

功效:活血行气, 祛风止痛。适用于月经不调、胁肋疼痛、肢体麻木、风湿头痛、痛风等症。

◈ 车前子蕹菜汤

用料: 车前子 15 克, 蕹菜 400 克, 蒜、生姜、精盐、鸡精、植物油各适量。

制法:① 车前子用纱布包好, 清水煎取汁 200～300 毫升。蕹菜择取叶, 洗净, 控干水分。蒜拍松, 姜切片。

② 炒锅倒油烧熟, 姜片煸过, 爆蒜, 下盐, 倒入药汁, 再加水至 700 毫升, 烧沸, 放入蕹菜, 汤沸, 调入鸡精即可。

功效:清热利尿。适用于痛风、小便不利、尿少水肿等症。

调养汤羹

◈ **冬瓜薏苡仁汤**

　　用料：冬瓜（连皮）500 克，薏苡仁 30 克，精盐适量。

　　制法：将薏苡仁用清水浸泡 20 分钟，冬瓜洗净，连皮切成块状，同放入砂锅内，加清水适量，煮至薏苡仁熟烂，加入精盐即成。

　　功效：健脾益气，清热化湿。适用于高尿酸血症、湿热痹阻型痛风。

◈ **薏苡仁山药汤**

　　用料：薏苡仁 50 克，山药片 15 克，梨（去皮）200 克，冰糖适量。

　　制法：将薏苡仁洗净，山药、梨洗净切成片，同放入锅中，加适量清水，武火煮沸后文火煎 1 ~ 1.5 小时，去渣留汁，加冰糖调味即可。随量饮用。

　　功效：化痰除湿，舒筋通络。适用于痰湿阻滞型痛风。

◈ **绿豆百合荷叶汤**

　　用料：绿豆 100 克，百合 50 克，鲜荷叶 200 克，冰糖适量。

　　制法：将鲜荷叶洗净切碎，加适量水煎煮，去渣取汁，放入洗净的绿豆、百合，一同炖烂，加入冰糖调味即成。

　　功效：清热化湿。适用于高尿酸血症、湿热痹阻型痛风。

◈ **鸡血藤木瓜豆芽汤**

　　用料：鸡血藤 20 克，木瓜 10 克，黄豆芽 250 克，精盐、猪油各少许。

制法：将鸡血藤、木瓜洗净，同放入砂锅内，煎汁去渣，放入黄豆芽、猪油同煮汤，煮熟后调入精盐即可。

功效：清热化湿，宣痹止痛。适用于湿热痹阻型痛风。

◈ 赤小豆西瓜皮汤

用料：赤小豆、西瓜皮、白茅根各50克。

制法：赤小豆淘净。西瓜皮、白茅根分别洗净，切成小块。将赤小豆、西瓜皮、白茅根一同放入砂锅中，加清水适量，先用武火煮沸，再转用文火煮2小时即成。

功效：凉血生津，清热利湿。适用于高尿酸血症。

◈ 黄瓜蛋汤

用料：鲜黄瓜400克，鸡蛋2个，金针菜15克，植物油250毫升（实耗约30毫升），葱、姜、蒜、精盐、鸡精、白糖、酱油、醋、湿淀粉各适量。

制法：① 蒜剥皮切片，葱洗净切成葱花，姜洗净切成薄片。

② 金针菜用水泡涨，洗净，择去蒂头。黄瓜洗净，切去两端，再切成花刀。用少许精盐将切好的黄瓜腌10分钟，沥干水分。

③ 鸡蛋打入碗中，加入鸡精、白糖、酱油、醋拌匀。

④ 锅上火，加油烧至七成热时，将黄瓜沾满蛋液后下入油锅，炸至表面呈黄色时捞出，放入碗中。

⑤ 锅留底油，待油热时下葱花、姜片、蒜片，炸出香味，下金针菜，加适量清水，烧开后下黄瓜，加适量调料，煮入味时

用湿淀粉勾芡,起锅即成。

功效:滋阴清热,利咽明目。适用于痛风、身热烦渴、咽喉肿痛、风热眼疾等症。

◆ 蕹菜鸡蛋汤

用料:蕹菜150克,鸡蛋2个,葱花、精盐、鸡精、植物油各适量。

制法:① 将蕹菜去杂,洗净,切成段。

② 鸡蛋打入碗中搅匀。油锅烧热,下葱花煸香,投入蕹菜煸炒,加入精盐炒至入味,出锅待用。

③ 锅内放适量清水烧沸,徐徐倒入蛋液,煮成鸡蛋花时,倒入炒好的蕹菜,用鸡精调好口味即成。

功效:滋阴养心,润肠通便。适用于痛风、咳嗽、心烦失眠、痔疮、痈肿等症。

◆ 什锦蛋花汤

用料:鸡蛋2个,黄瓜、胡萝卜、水发黑木耳各30克,精盐、酱油、湿淀粉各适量。

制法:① 将黄瓜、胡萝卜洗净分别切成1厘米见方的小块。黑木耳择洗干净。

② 鸡蛋打入碗中,用筷子抽打均匀。炒锅上火,加清水适量,把黄瓜、黑木耳、胡萝卜、精盐、鸡精一同入锅,烧开后,用湿淀粉勾芡,再将蛋液淋在汤中,烧开即成。

功效:健脾益气。适用于痛风。

◈ **丝瓜鸭蛋汤**

用料：鸭蛋 1 个, 丝瓜 100 克, 精盐、鸡精、香油、植物油各适量。

制法：将鸭蛋打入碗中, 用筷子打散。丝瓜洗净, 去皮, 切成滚刀块。炒锅上火, 放油烧热, 下丝瓜煸炒, 加水烧开后, 淋入蛋液, 加精盐、鸡精调味, 烧开后淋上香油, 起锅即成。

功效：清暑补虚。适用于痛风。

◈ **川乌黑豆鸡肉汤**

用料：川乌 6 克, 黑豆 60 克, 鸡肉 90 克, 红枣少许。

制法：将以上各味洗净, 放入锅中, 加清水适量, 用文火煮 2 ~ 3 小时即可。

功效：祛风逐湿, 散寒止痛。适用于痛风性关节炎属于风寒湿痹阻经络者。症见关节剧痛, 痛有定处, 痛如锥刺, 屈伸困难, 舌苔白滑, 脉弦紧等。

◈ **牛膝当归排骨汤**

用料：牛膝 15 克, 当归 10 克, 排骨 500 克, 葱、姜、精盐、鸡精、料酒各适量。

制法：① 牛膝、当归洗净。排骨洗净, 剁成 3 厘米长的段。葱、姜洗净, 用刀拍破。

② 将牛膝、当归、排骨、葱、姜、料酒放入锅中, 再加清水适量, 用武火烧沸后, 再用文火烧 30 分钟, 调入精盐、鸡精即可。

功效：活血化瘀, 强筋健骨。适用于头痛眩晕、腰膝酸软、痛风等症。

◆ **杜仲猪脊骨汤**

用料：猪脊骨 500 克，杜仲 30 克，陈皮、红枣、调料各适量。

制法：将猪脊骨斩块、洗净，杜仲、陈皮、红枣（去核）洗净。将全部材料一起放入瓦锅内，加入适量的水，用文火煮 2～3 小时，至猪脊熟烂为止，调味即可食用。

功效：补益肝肾，舒筋通络。适用于肝肾亏损型痛风，证见久痹不愈，反复发作，或呈游走性疼痛，或早酸楚性疼痛；甚则关节变形，活动不利，腰脊酸痛，神疲乏力，气短自汗，面色无华，舌淡少苔，脉细或细弱者。

◆ **桂枝狗肉汤**

用料：狗肉 90 克，桂枝 9 克，熟附子 6 克，生姜 15 克，红枣 10 枚。

制法：将以上各味洗净，放入锅中，加清水适量，文火煮 2～3 小时，至狗肉烂熟即可。

功效：祛风逐湿，散寒止痛。适用于痛风性关节炎属于风寒痹阻经络者。证见关节和指趾肿痛，痛有定处，疼痛甚剧，得热痛减，遇寒痛增，关节不可屈伸，患处皮色不红，触之不热，舌苔白滑，脉弦紧等。

◆ **黄芪乌蛇汤**

用料：黄芪 30 克，乌蛇 25 克，调料适量。

制法：将乌蛇收拾干净，与黄芪一起放入砂锅里，加清水适量，文火煎煮 1 小时，调味即可取汁饮用。

功效：祛风除湿，益气通络。适用于痛风、关节肿痛等症。

◈ 黄鳝补肝汤

用料：黄鳝（约 300 克），芦根 15 克，桑寄生 25 克，精盐、香油各适量。

制法：将黄鳝剖开，去肠杂，洗净，同芦根、桑寄生一起放入砂锅中，加适量清水，加少许精盐、香油调味，熬至出味，即可食用。隔渣饮用，每日 1 次。

功效：补益肝肾，舒筋通络。适用于肝肾亏损型痛风。

◈ 威灵仙蜇皮汤

用料：威灵仙 15 克，白芥子 12 克，茯苓 25 克，海蜇皮（鲜）60 克，胡椒 6 克。

制法：将以上原料一起放入瓦锅内，加清水适量，文火煮 2～3 小时，调味即可饮用。

功效：祛风除湿，消积化痰。适用于痛风性关节炎属于风湿痰浊者，证见关节肿胀疼痛，轻度僵硬，屈伸不利，舌苔垢腻，脉弦滑等。

◈ 荸荠木耳羹

用料：荸荠 150 克，水发黑木耳 100 克，酱油、白糖、醋、植物油、鲜汤、湿淀粉各适量。

制法：将黑木耳去杂洗净，沥干水分，撕成片。荸荠洗净，去皮，切成片。炒锅上火，放油烧至七成热，将黑木耳、荸荠同时下锅煸炒，加酱油、白糖、鲜汤，烧沸后用湿淀粉勾芡，加入醋调匀即可。

功效：滋阴润肺，润肤明目。适用于痛风。

◈ 茯苓山药羹

用料：白茯苓 30 克，山药 60 克，红糖 30 克，生粉适量。

制法：将山药、茯苓共研成粗粉，放入锅中，加水煮成稠羹，用生粉勾薄芡，调入红糖，拌匀即成。

功效：健脾益气。适用于高尿酸血症。

◈ 茯苓银耳鸽蛋羹

用料：茯苓 20 克，水发银耳 150 克，鸽蛋 20 个，精盐、鸡精、鸡油、猪油、湿淀粉、鲜汤各适量。

制法：茯苓研磨成细粉，水发银耳去杂洗净。鸽蛋放入冷水锅中煮熟，捞出去壳。锅烧热放油，加入鲜汤、鸽蛋、银耳、茯苓粉、精盐、鸡精，煮至银耳熟烂，用湿淀粉勾芡，淋上鸡油出锅即成。

功效：补脾益肾，滋阴润燥。适用于痛风。

◈ 赤小豆葫芦羹

用料：西葫芦 1 个，赤小豆 50 克，大枣 20 克，冰糖、蜂蜜适量。

制法：将两葫芦洗净，去瓜瓤，加水煎成浓汁，再加赤小豆、大枣同煮成羹，加入冰糖、蜂蜜调味即成。

功效：清热消毒，利水消肿。适用于痛风。

◈ 樱桃羹

用料：樱桃 50 克，藕粉 50 克，冰糖 25 克，果酸 0.5 克。

制法：将樱桃洗净去核，再用水漂洗 2 次。向锅中加入清水、樱桃和冰糖，用文火熬煮 1 小时，然后加入果酸、藕粉，开锅即可。

功效：活血化瘀，滋阴润燥。适用于痛风、关节炎等症。

◈ **香蕉羹**

用料：香蕉 250 克，白糖 150 克，山楂糕、湿淀粉各适量。

制法：将香蕉去皮后切成小丁。山楂糕切成丁。炒锅上火，放入清水，加入白糖，煮至溶化，投入香蕉丁，用湿淀粉勾芡，出锅倒入大碗内，撒上山楂糕丁即成。

功效：健脾胃，润肠燥，解酒毒。适用于痛风、便秘等症。

◈ **桂圆蛋羹**

用料：净桂圆肉 50 克，鸡蛋 2 个，白糖适量。

制法：桂圆肉冲洗干净。鸡蛋打入碗内，搅匀，加入少量清水，放入桂圆肉、白糖，搅拌均匀。把碗放入笼屉，蒸约 20 分钟即成。

功效：补脾益胃，养心补血。适用于痛风、虚劳羸弱、失眠健忘等症。

◈ **大枣猪血羹**

用料：猪血 500 克，大枣 250 克，葱花、生姜末、精盐、鸡精各适量。

制法：①将猪血洗净，切成丁。大枣冲洗干净，剔去枣核后切碎。

②炒锅上火，加入适量清水和猪血、大枣、葱花、生姜末，

用武火煮沸后,改用文火炖至汤汁稠浓时,再加入精盐、鸡精,稍炖即成。

功效:补脾安神,养血润燥。适用于痛风、贫血等症。

◈ 苦瓜汁

用料:苦瓜 250 克,白糖 30 克。

制法:将苦瓜洗净捣烂如泥,加白糖拌匀,2 小时后将水汁绞出即可。

功效:清热祛暑,利湿通窍。适用于痛风、热病烦渴、痢疾、少尿等症。

◈ 牛奶苹果汁

用料:牛奶 180 毫升,苹果 1 个,鸡蛋黄 1 个,胡萝卜 1 根,橘子 1 个。

制法:将鸡蛋黄打碎,撒上牛奶,搅拌均匀,放入锅中,用中火煮开。将苹果、胡萝卜、橘子分别榨汁,倒入牛奶锅中,搅匀即成。

功效:补脑益智,补气养血,健脾和胃。适用于痛风、贫血等症。

◈ 苹果芹菜柠檬汁

用料:苹果 200 克,粗茎芹菜 100 克,细茎芹菜 100 克,柠檬半个。

制法:将苹果洗净去皮,与洗净的粗、细芹菜一同放入果汁机中绞碎榨汁,加入柠檬汁,搅匀即成。

功效:固齿利齿,和肝降压。适用于痛风等症。

◈ 苹果乳蛋蜜汁

用料:苹果 2 个,牛奶 100 毫升,胡萝卜 1 根,鸡蛋黄 1 个,蜂蜜 30 克。

制法:① 将苹果和胡萝卜洗净,将苹果去核,切成小块;胡萝卜切成小片,然后与鸡蛋黄、牛奶一同放入果汁机中搅成果蔬汁,如果太浓可以加一些冷开水进行适量调稀。

② 蜂蜜放入杯中,倒入一些果蔬汁搅匀,再倒入全部果蔬汁,搅匀即成。

功效:补血养血,健脑安神。适用于痛风性关节炎。

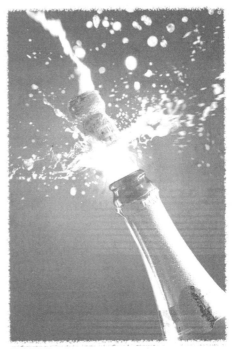

痛风病的治疗与调养

调养茶饮

◈ 红花玫瑰茶

用料:红花 6 克,玫瑰花 2 朵,大枣 4 枚,冰糖 15 克。

制法:① 红花稍炒一下。玫瑰花去蒂,撕成瓣状,洗净沥干水分。

② 将大枣洗净,去核。冰糖打碎成屑。

③ 将大枣、红花、玫瑰花、冰糖同放入炖盅中,加入开水 250 毫升,浸泡 5 分钟即成。每日 1 次,坚持饮用半个月。

功效:补气血,润肌肤。适用于气血不足、痛风等症。

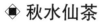

◈ **秋水仙茶**

用料：秋水仙鳞茎 5 克，绿茶 2 克。

制法：将秋水仙鳞茎剥成片状，与绿茶同放入有盖杯中，用沸水冲泡，加盖闷 10 分钟即可饮用。

功效：清热解毒，止痛利湿。适用于湿热痹阻型痛风急性发作期，也适用于痛风性关节炎缓解期。

◈ **橘皮饮**

用料：橘皮 10～15 克，杏仁 10 克，老丝瓜络 10 克，白糖少许。

制法：将以上原料洗净，放入锅中，加适量水，共煮 15 分钟，澄清后加少许白糖，即可饮用。代茶频饮，四季常服。

功效：化痰除湿，舒筋通络。适用于痰湿阻滞型痛风。

◈ **山楂桃仁饮**

用料：山楂 20 克，桃仁 6 克，红花 6 克，丹参 10 克，白糖 30 克。

制法：将山楂洗净去核，桃仁洗净去皮，红花洗净，丹参洗净切片。将以上各味放入炖盅中，加水 300 毫升，置武火上烧沸，再放文火上炖煮 15 分钟后，冷却，过滤，除去药渣，加入白糖拌匀即成。

功效：化瘀血，降血压。适用于痛风、高血压等症。

◈ **香蕉山楂饮**

用料：香蕉 50 克，生山楂 30 克，大枣 60 克，红糖 15 克。

制法：将生山楂、大枣分别洗净，与去皮的香蕉、红糖一同入锅，加水 1000 毫升，熬至 250 毫升即成。

功效：理气消食，利膈化瘀。适用于痛风、食欲不振等症。

◈ 雪梨百合饮

用料：雪梨 1 个，百合 30 克，冰糖适量。

制法：将雪梨洗净，去皮、核，切成小块。百合洗净，一起放入锅中，加水煮沸，放入冰糖适量，炖 40 分钟即成。

功效：清心安神，生津止渴。适用于痛风、失眠等症。

◈ 木瓜薏苡仁饮

用料：木瓜 20 克，薏苡仁 10 克，白糖 15 克。

制法：将木瓜、薏苡仁分别洗净泡软，放入锅中，加水 300 毫升，置武火上烧沸，转用文火熬 50 分钟，加入白糖即可。

功效：舒筋活络，化湿和胃，健脾利湿。适用于风湿痹痛、筋脉拘挛、关节不利、脚气、肿胀、痛风等症。

◈ 茼蒿蛋白饮

用料：鲜茼蒿 250 克，鸡蛋 3 个，精盐、香油各适量。

制法：将鲜茼蒿洗净，鸡蛋打破取蛋清。茼蒿加适量水煎煮，将熟时，加入鸡蛋清煮片刻，调入精盐、香油即可。

功效：降压，止咳，安神。适用于痛风、高血压性头痛、咳嗽咳痰、睡眠不安等症。

◈ 防己饮

用料：防己 15 克，白糖 15 克。

制法：将防己洗净，切成片，放入炖盅中，加水250毫升，置武火上烧沸，再用文火煮25分钟，停火，滤去药渣，加入白糖即成。

功效：祛风湿，止疼痛。适用于头痛、眩晕、风寒湿痹、痛风等症。

◈ **三花饮**

用料：花茶5克，菊花5克，金银花5克。

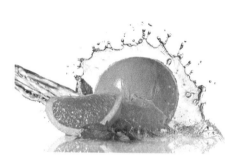

制法：将以上原料一起放入砂锅中，加入适量的水煮沸5分钟即可。

功效：清热解毒，祛风利湿。适用于痛风。

◈ **车前草饮**

用料：车前草40克。

制法：将车前草洗净，入锅加水适量，煎煮40分钟，去渣取汁即成。

功效：清热利湿。适用于高尿酸血症、湿热痹阻型痛风。

◈ **山慈姑蜜饮**

用料：山慈姑5克，蜂蜜10克。

制法：将山慈姑切成薄片，放入锅中，加清水适量，浓煎成150毫升，去渣后兑入蜂蜜，调匀即成。

功效：清热解毒，消肿止痛。适用于湿热痹阻型痛风病急性发作期，对急性痛风性关节炎尤为适宜。

◈ 川芎牛膝饮

用料：川芎 10 克，牛膝 15 克，白糖 15 克。

制法：川芎润透，切成片。牛膝润透，切成段。将川芎、牛膝放入炖盅内，加水 350 毫升，置武火上烧沸，再用文火炖煮 25 分钟，滤渣取汁，调入白糖即成。

功效：活血化瘀，强筋健骨，补肝益肾。适用于腰膝酸软、闭经、痛风等症。

适合痛风一般并发症患者调养食谱

调养主食

◈ 芹菜面

用料：芹菜 100 克，挂面 100 克，豆腐 100 克，火腿肉 50 克，香菇 30 克，枸杞子 12 克，葱花、姜丝、蒜片、精盐、酱油、植物油各适量。

制法：① 将芹菜洗净，切成小丁。枸杞子洗净去杂质。

② 豆腐、火腿肉切成小丁。香菇发透，去根蒂后切成小丁。

③ 将炒锅置于火上，倒入植物油烧至六成热时，加入葱花、姜丝、蒜片爆香，倒入豆腐、芹菜、枸杞子、香菇、酱油、火腿、精盐，加清水，用文火煮半小时后，装盘备用。

④ 往锅中加水 1500 毫升，用武火烧沸，下入挂面，煮熟后捞入盆中，将芹菜、豆腐、面条搅拌均匀即可。

功效：降低血压,固肾补虚。适用于痛风并发高血压病。

◈ **荷叶粳米饭**

用料：粳米 150 克,红枣 10 枚,鲜荷叶两张,精盐少许。

制法：将粳米淘洗干净,倒入砂锅内煮沸 20 分钟。将红枣洗净,去核；将新鲜荷叶洗净,两张平铺。将半熟的粳米饭与红枣、精盐搅匀,然后用荷叶包好,放入蒸笼,用文火蒸至荷叶香味溢出即成。

功效：活血化瘀,清热生津。适用于痛风并发高血压病。

◈ **萝卜莲肉饭**

用料：胡萝卜 200 克,粳米 150 克,莲子肉 30 克,大枣 10 枚。

制法：将鲜胡萝卜洗净(保留外皮),煮沸两次后取汁 500 毫升。将莲子肉去心,用清水浸泡 20 分钟；大枣洗净,去核。取胡萝卜加适量清水,与莲子肉、大枣、粳米一起入锅,用武火煮沸后,再用文火慢煮至香熟即可。

功效：补脾养肝,强心利尿。适用于痛风并发高血压病。

调养菜谱

◈ **清炒苦瓜**

用料：新鲜苦瓜 250 克,葱花、生姜丝、精盐、鸡精、花生油各适量。

制法：① 将新鲜苦瓜洗净,去子,切成细丝。

② 将锅置火上,加入适量的花生油烧热,加入适量生姜

丝、葱花,略炸一下,随即放入苦瓜丝爆炒片刻,加精盐、鸡精略炒即可。

功效:清热明目,促进食欲。适用于痛风并发高血压病。

◈ **清炒西瓜皮**

用料:鲜西瓜皮 500 克,植物油 50 毫升,精盐、鸡精、豆豉各适量。

制法:① 将鲜两瓜皮削去表皮,再切成薄片。

② 豆豉用温水浸泡磨匀取汁。锅置火上,注油烧至七成热,下入西瓜皮,用武火翻炒至呈青色时,加入食盐、豆豉汁和鸡精,再用文火稍焖至熟即可。

功效:清热利尿,平肝健脾。适用于痛风并发高血压病。

◈ **牛肉炒芹菜**

用料:芹菜 250 克,牛肉 100 克,精盐、酱油、豆瓣酱、葡萄酒、淀粉、植物油各适量。

制法:① 将牛肉顶刀切成薄片,再改刀切成细丝,放入碗中,加入酱油、葡萄酒及淀粉抓匀,使牛肉上浆。

② 将芹菜去根、叶后洗净,切成长 3 厘米左右的段。

③ 将炒锅置火上,锅内放入植物油,待油热后,倒进上好浆的牛肉丝,用武火煸炒,等肉色变白后将其拨在锅边,锅中心下豆瓣酱煸炒,再下入芹菜段、精盐炒几下即与牛肉丝合炒,出锅装盘即成。

功效:健脾养胃,辅助降压。适用于痛风并发高血压病。

◈ **菊花蒸茄子**

用料：菊花 1 克，紫茄子 2 个，精盐、鸡精、香油各适量。

制法：将菊花洗净放入锅中，加水适量煎煮至沸，去渣后取菊花汤汁，与紫茄子一起放入碗中隔水蒸熟，加入精盐、鸡精、香油拌匀即成。

功效：清热凉血，降压抗癌。适用于痛风并发高血压病。

◈ **银耳鹌蛋**

用料：水发银耳 50 克，鹌鹑蛋 10 枚，冰糖少许。

制法：① 将银耳择洗干净，放入碗中，再放入适量清水，上蒸笼蒸透后取出。

② 将鹌鹑蛋放入冷水锅中，加火煮熟，捞出后放在冷水中稍加浸泡后剥去外壳。用中火把冰糖水烧开，放入银耳、鹌鹑蛋，再次煮沸后，撇去浮沫即可出锅。

功效：活血通络，降脂降压。适用于痛风并发高血压病。

调养粥谱

◈ **莲子粥**

用料：莲子粉 15 克，糯米 50 克，红糖 10 克。

制法：将糯米淘洗干净，与莲子粉、红糖一同入锅，加水500 毫升，用武火烧沸，转用文火熬煮成粥即可。

功效：补脾止泻，益肾固精，养心安神。适用于痛风并发高血压病。

◈ **银耳粥**

用料：银耳 20 克，红枣 15 枚，粳米 100 克。

制法：① 将银耳用冷水浸泡后洗净，撕开，放入碗中备用。

② 将红枣洗净，去核，与淘洗干净的粳米倒入砂锅，加水煨煮至半熟时，加入涨发的银耳，继续用文火同煨至粥熟烂即可。

功效：滋阴生津，益气降压。适用于痛风并发高血压病。

◈ **玉米绿豆粥**

用料：玉米粉 150 克，绿豆 100 克。

制法：① 将玉米粉放入海碗中，加水浸透，搅拌成糊。

② 将绿豆洗净后入锅中，加清水适量并烧开。

③ 待绿豆煮至烂熟时，把稀玉米糊缓缓倒入并不断搅拌，防止粘锅，等再次沸腾后，改用文火略煮即可。

功效：止渴清热，降低血压。适用于痛风并发高血压病。

◈ **葡萄粥**

用料：鲜葡萄 30 克，粳米 50 克。

制法：将粳米淘洗干净，加水煮粥，粥半熟不稠时，把洗净的葡萄放入，煮至粥熟即可。

功效：补气益血，强筋健骨，除烦消渴，利尿消肿。适用于痛风并发高血压病。

◈ **核桃菊花粥**

用料：大米 100 克，菊花 15 克，核桃仁 15 克。

制法：① 菊花洗净，去掉杂质。核桃仁洗净。将大米淘洗干净后备用。

② 将大米、菊花、核桃仁一同入锅，加清水 800 毫升。将锅置武火上烧开，改用文火煮 1 小时即可。

功效：散风热，补肝肾。适用于痛风并发高血压病。

◈ 绿豆黑芝麻粥

用料：绿豆、黑芝麻各 500 克。

制法：将绿豆和黑芝麻分别炒熟、研成粉，用开水调成粥状即可。每日 2 次，每次 50 克。

功效：清热解毒，利水降压。适用于痛风并发高血压病。

◈ 兔肉香蕉粥

用料：兔肉、粳米各 100 克，香蕉 4 根，姜丝、葱末、精盐、味精各适量。

制法：① 将兔肉洗净，切成豆粒大的丁；粳米淘洗干净；香蕉去皮，切成小块，装入盘中备用。

② 锅内加适量水，放入粳米，烧沸后加入兔肉丁、姜丝、葱末、精盐，煮至粥熟，放入香蕉块稍煮，放入味精调味即可。

功效：益气生津，凉血润燥。适用于痛风并发高血压病。

◈ 玉米须糊

用料：玉米须 50 克（鲜品 100 克），粳米 100 克，蜂蜜 30 克。

制法：将玉米须洗净，切碎，剁成细末，放入碗中备用。将粳米淘净，放入砂锅，加水适量，煨煮成稠粥，粥将成时调入玉米须细末，文火继续煮沸，离火稍凉后拌入蜂蜜即成。

功效：清热利尿，平肝降压。适用于痛风并发高血压病。

◈ **仙人掌猕猴桃玉米糊**

用料：鲜玉米 100 克，猕猴桃 50 克，仙人掌 50 克，冰糖适量。

制法：① 将鲜玉米用搅拌机搅成糊状。

② 将猕猴桃洗净去皮，仙人掌去皮洗净，共搅成糊。

③ 锅中加适量水烧沸，放入适量冰糖搅溶化，再放入玉米糊用文火熬煮，待煮熟后，放入猕猴桃、仙人掌搅匀烧沸即成。

功效：健脾消食，降脂降压。适用于痛风并发高血压病。

调养药膳

◈ **粉葛瘦肉汤**

用料：鲜粉葛 500 克，猪瘦肉 500 克，蜜枣 4 枚，生姜 4 片，调料适量。

制法：鲜粉葛洗净后，去皮切成块。猪瘦肉洗净，切成块。蜜枣去核洗净。将鲜粉葛、猪瘦肉、蜜枣、姜片放在砂锅里，用武火煮沸后，改用文火炖 2 小时，最后加入调料调味即可。

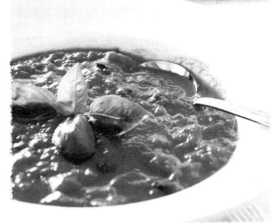

功效：清热止渴，滋阴养血。适用于痛风并发高血压病。

◈ 菠菜猪血汤

用料：新鲜猪血 500 克，菠菜 250 克，鱼腥草 50 克，猪骨汤 500 毫升，香油 50 克，精盐、胡椒粉、姜末、味精、生油、香油各适量。

制法：① 将菠菜留根去须，择洗干净。鱼腥草拣除杂质后，洗净。

② 新鲜猪血放在盆中，掺入生油和适量精盐，连盆放在沸水中，使猪血凝固成块，再将其切成小块。

③ 砂锅放在武火上，倒入猪骨汤，放入猪血块、姜末，汤沸后，将菠菜先入其根部，后入其叶及鱼腥草，待断生时淋入香油、胡椒粉、味精、精盐调味即可。

功效：健脾益胃，养肝生血。适用于痛风并发高血压病。

◈ 荠菜羹

用料：新鲜荠菜 200 克，米粉 50 克，淀粉 20 克，蜂蜜 20 克，生姜末、植物油各适量。

制法：将荠菜除去根须，洗净，放入沸水中汆 1～2 分钟，取出沥水，切碎，拌入少许植物油及生姜末，调和均匀，置碗中备用。锅置火上，加水用武火煮沸，缓缓调入米粉和淀粉，煨至黏稠时，加入荠菜细末，边搅动，边拌和，羹将成时停火，兑入蜂蜜，和匀即成。煨羹中也可加酸梅 10 枚。

功效：补肝肾，益心脾，调中开胃，利水降压。适用于痛风并发高血压病。

调养茶饮

◈ 柿叶茶

用料：干柿叶 10 克（鲜品 20 克），蜂蜜 5 克。

制法：每年 5~8 月可直接收集柿叶，晒干后研成粗末。将柿叶末放入杯中，用沸水冲泡，加盖闷 10 分钟，调入蜂蜜即成。

功效：平肝凉血，清火降压。适用于痛风并发高血压病。

◈ 白菊花茶

用料：白菊花 15 克。

制法：将白菊花揉碎，放入茶杯中，加入沸水冲泡，加盖闷 10 分钟。代茶饮用，可冲泡 3~5 次，每日 1 剂。

功效：疏风清热，平肝明目。适用于痛风并发高血压病。

◈ 胆草菊槐茶

用料：龙胆草 10 克，菊花 6 克，槐花 6 克，绿茶 6 克。

制法：将菊花、槐花、绿茶、龙胆草掺和均匀后放入砂壶，然后冲入开水，10 分钟左右即可饮用。

功效：滋肝明目，养阴润燥。适用于痛风并发高血压病。

◈ 菊槐茉莉饮

用料：槐花 10 克，菊花 5 克，茉莉花 1 克。

制法：将槐花、菊花、茉莉花一同放入茶杯中，加入沸水冲泡，加盖闷 10 分钟。代茶饮用，一般冲泡 3~5 次，每日 1 剂。

功效：平肝降压，软化血管。适用于痛风并发高血压病。

◈ **鲜奶草莓饮**

用料：鲜奶 200 毫升，草莓 150 克，白糖少许。

制法：把草莓洗净，放入家用榨汁机中榨汁，过滤去渣。将鲜奶用瓷杯盛装，放入白糖搅匀，再加入榨好的草莓汁调匀即成。

功效：健脾益气，安神宁心。适用于痛风并发高血压病。

适合痛风并发高脂血症患者调养食谱

调养主食

◈ **麦麸山楂糕**

用料：麦麸 50 克，山楂 30 克，茯苓粉 50 克，粟米粉 100 克，糯米粉 50 克，红糖 10 克。

制法：麦麸去杂，研成细末。山楂去杂、去核，切碎，晒干或烘干。将麦麸、山楂与茯苓粉、糯米粉、粟米粉、红糖一起拌匀，加清水适量，用竹筷搅和成粗粉粒状，分装入 8 个糕模具内，轻轻摇实，放入笼屉，上笼用武火蒸 30 分钟，蒸熟后取出即可食用。

功效：补虚和血，散瘀降脂。适用于痛风并发高脂血症。

调养菜谱

◈ 素炒洋葱

用料：洋葱 100 克,精盐、植物油各适量。

制法：把洋葱先用水浸一下(以防辣眼睛),切成片。锅内注油烧热,下入洋葱片,翻炒后加入少量的精盐调味即可。

功效：祛湿降浊,健脾降脂。适用于痛风并发高脂血症。

◈ 素烩三菇

用料：冬菇、蘑菇、草菇各 25 克,嫩玉米、笋片 50 克,鲜汤、粉芡、精盐、味精、植物油各适量。

制法：将冬菇、蘑菇、草菇入清水泡发,洗净,入油锅煸炒,然后加入鲜汤、嫩玉米、笋片同煮,待熟后再加入粉芡、精盐、味精,翻炒片刻即可。

功效：滋阴润燥,降脂降压。适用于痛风并发高脂血症。

◈ 双耳炒豆腐

用料：木耳 15 克,优质鲜豆腐 300 ~ 500 克,银耳 15 克,素汤、豆腐乳、香菜、精盐、味精、胡椒粉、油各适量。

制法：将木耳、银耳加入清水泡发,洗净,去杂质,在油锅中略爆炒。香菜洗净切碎。将豆腐洗净,切成 2 厘米见方的小块,放入油锅与豆腐乳煎炒,然后加入木耳、银耳、素汤、香菜、胡椒粉、精盐及味精,煮透即可。

功效：滋补气血,降脂血压。适用于痛风并发高脂血症。

◈ 山楂炒猪肉

用料：猪瘦肉 300 克，山楂 100 克，葱段、姜片、花椒、植物油、酱油、料酒各适量。

制法：猪瘦肉洗净。山楂洗净去核。用葱段、姜片、酱油、料酒、花椒调成料汁。把猪肉、山楂放入锅中，加入适量的水，煮至猪肉七成熟时捞出。把猪肉切成条，放入料汁中腌 1 小时。锅内注油烧热，下入猪肉条，炸至微黄色捞出，沥油。把山楂下入锅中翻炒后加入肉条，炒熟即可。

功效：消食化积，补益肝肾。适用于痛风并发高脂血症。

调养粥谱

◈ 陈茶粥

用料：陈茶叶 10 克，粳米 50 克。

制法：将茶叶煮汁，取汁与淘净的粳米一同放入锅中，加清水适量，用武火煮沸后转用文火熬煮成粥。

功效：理气化痰，降脂减肥。适用于痛风并发高脂血症。

◈ 红薯粥

用料：红薯 50 克，粳米 30 克。

制法：将红薯蒸熟，去皮碾成泥，调入煮熟的粳米粥中，再煮沸即成。

功效：通利大便，降脂减肥。适用于痛风并发高脂血症。

◈ 白萝卜粥

用料：白萝卜 150 克，粳米 25 克。

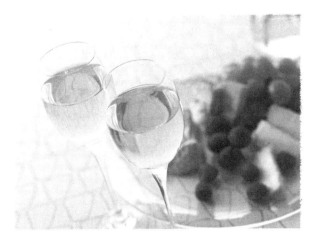

制法：将萝卜洗净，切成丁。粳米淘洗干净下锅，加水烧沸，下萝卜丁，用文火煮成稠粥即成。

功效：理气化痰，降脂减肥。适用于痛风并发高脂血症。

◈ **芝麻桑椹糊**

用料：黑芝麻 60 克，桑椹 60 克，大米 30 克，白糖 10 克。

制法：将黑芝麻、桑椹、大米分别洗净，一同放入钵中捣烂。在砂锅中加水 3 碗，煮沸后加入白糖，待水再沸，徐徐加入捣烂的黑芝麻、桑椹、大米，煮成糊状即成。

功效：滋阴散热，润肠通便。适用于痛风并发高脂血症。

调养汤羹

◈ **芹菜黑枣汤**

用料：芹菜 500 克，黑枣 250 克。

制法：把芹菜洗净切成段，黑枣洗净，去核。两种原料同煮成粥状即可。

功效：清肝平热，降压降脂。适用于痛风并发高脂血症。

◈ **山楂莲子汤**

用料：莲子 100 克，山楂 50 克，白糖适量。

痛风病的治疗与调养

制法：莲子泡发。山楂洗净，切片。莲子、山楂放入锅内，加清水适量，用武火煮沸，改用文火煮50分钟，加入白糖搅匀。

功效：健脾消食，平肝潜阳。适用于痛风并发高脂血症。

◈ 紫菜荷叶汤

用料：紫菜、荷叶、鸡汤各适量。

制法：把紫菜、荷叶放入鸡汤中，做成紫菜汤即可。可经常饮用。

功效：软坚散结，消水利肿。适用于痛风并发高脂血症。

调养茶饮

◈ 大蒜萝卜汁

用料：生大蒜头3个（30克），生萝卜30克，冰糖适量。

制法：大蒜去皮。萝卜洗净，切碎，加少量冷开水，与大蒜一同捣烂取汁，加冰糖少许调匀。

功效：解毒抗癌，降脂减肥。适用于痛风并发高脂血症。

◈ 芝麻绿茶

用料：黑芝麻30克，绿茶3克。

制法：把黑芝麻淘洗干净，用文火炒香盛出，研成碎末。将绿茶与研碎的芝麻拌和均匀，放入砂壶中，用沸水冲泡5分钟左右即成。

功效：降压活血，滋肝补肾。适用于痛风并发高脂血症。

◈ 陈葫芦玉米须茶

用料：陈葫芦 15 克,玉米须 30 克,茶叶 3 克。

制法：将陈葫芦研为碎末,与玉米须、茶叶混合,用沸水冲泡,加盖闷 10 分钟即成。

功效：利水减肥,去脂消肿。适用于痛风并发高脂血症。

◈ 山楂菊花茶

用料：鲜山楂 250 克,香蕉皮 100 克,陈皮 50 克,菊花 50 克。

制法：山楂去核切片,香蕉皮、陈皮洗净切成丝,菊花拣净杂质,把 4 种原料混在一起,放通风处干燥即成。每次取 25 克,用沸水冲泡,代茶饮用。

功效：活血化瘀,益气软坚,减肥消脂。适用于痛风并发高脂血症。

◈ 核桃仁山楂茶

用料：核桃仁 200 克,山楂 30 克,红糖 10 克,白糖 10 克,红枣 50 克,蜂蜜 30 克。

制法：将核桃仁洗净后放入温开水中浸泡 30 分钟,连浸泡水一起放入家用果汁机中,快速搅打成糊浆状,盛入碗中备用。将山楂、红枣洗净,放入砂锅,加水煎煮 3 次,每次煮 20 分钟,并发 3 次煎汁,倒入另一个锅中,以中火煮沸,调入红糖、白糖,拌匀后兑入核桃仁糊浆,搅匀,改用文火煨煮至沸腾,离火后稍凉,调入蜂蜜即成。

功效：益气活血,利水降压。适用于痛风并发高脂血症。

◈ **陈皮山楂乌龙茶**

用料：陈皮 10 克，山楂 20 克，乌龙茶 5 克。

制法：将陈皮、山楂洗净，同入砂锅，加水适量，煎煮 30 分钟，去渣取汁冲泡乌龙茶，加盖闷 10 分钟即成。

功效：化痰降脂，降压减肥。适用于痛风并发高脂血症。

◈ **荷叶橘皮乌龙茶**

用料：干荷叶 30 克，橘皮 5 克，陈葫芦 10 克，乌龙茶 20 克。

制法：将干荷叶、橘皮、陈葫芦研为细末，混入茶叶中。每次取 5 克冲泡。

功效：去脂减肥，理气化痰。适用于痛风并发高脂血症。

◈ **荷叶二皮饮**

用料：干荷叶 50 克，丝瓜皮 6 克，西瓜皮 5 克，乌龙茶 5 克。

制法：用纱布将以上原料包好，放入清水中浸泡清洗后备用。砂锅中放水 5 碗，放入纱布包，上火煮熬至水沸，取汁即成。

功效：清热利水，降脂减肥。适用于痛风并发高脂血症。

适合痛风并发冠心病患者调养食谱

调养菜谱

◈ 素拌茄泥

用料：茄子 250 克，芝麻酱 10 克，蒜蓉、精盐、鸡精、酱油、香油各适量。

制法：将茄子洗净，削皮，切成两半，盛在碗或盘子里上蒸笼蒸烂，待凉透后加入蒜蓉、芝麻酱、精盐、鸡精、酱油、香油拌匀即成。

功效：活血化瘀，祛风通络。适用于痛风并发冠心病。

◈ 山楂荸荠

用料：山楂糕 250 克，鲜荸荠 400 克，白糖 30 克。

制法：将荸荠去皮，洗净，切成大小相似的椭圆形状，从当中挖一小圆洞，加白糖拌匀，腌渍 5 分钟。将山楂糕切成丁，塞入荸荠洞内，将白糖熬成汁浇在上面即成。

功效：健脾消食，化痰止咳，降脂降压。适用于痛风并发冠心病。

◈ 山楂嚼食方

用料：新鲜山楂果 500 克。

制法：将山楂果洗净，晾干，切成两半。随意嚼服，一般每次 50 克，每日 2 次。饭后 1 小时嚼服，尤为适宜。

功效：活血化瘀，消脂通脉。适用于痛风并发冠心病。

◎ **素炒黑白菜**

用料：大白菜 250 克，水发木耳（已泡发）150 克，植物油 25 毫升，酱油 10 毫升，精盐、鸡精、花椒粉、葱花、湿淀粉各适量。

制法：把泡发好的木耳择洗干净。白菜洗净，切成片。锅置火上，注油烧热，下入花椒粉、葱花炝锅，倒入白菜片煸炒，炒到白菜片油润明亮时，放入木耳煸炒，加酱油、精盐及鸡精，炒拌均匀后，用湿淀粉勾芡即可出锅。

功效：和血降压，通利肠道。适用于痛风并发冠心病。

◎ **山楂肉片**

用料：猪腿精肉 250 克，山楂片 50 克，荸荠 30 克，鸡蛋清 2 个，葱花、姜末、精盐、鸡精、料酒、淀粉、植物油各适量。

制法：将山楂片洗净，加水煎汁，去渣取汁，备用。将猪腿精肉洗净，切薄片状，用鸡蛋清和适量淀粉调成糊状。将荸荠洗净，去外皮切片。锅内注油烧至六成熟，将肉片糊下油锅炸至浮起，呈黄白色时，加荸荠片熘炒，再加入山楂浓汁焖熟，调入料酒、葱花、姜末，翻炒出味，加精盐、鸡精，再炒几遍即可。

功效：滋阴健脾，开胃消食。适用于痛风并发冠心病。

◎ **黑木耳烧豆腐**

用料：黑木耳 15 克，豆腐 60 克，葱、蒜各 15 克，精盐、味精、花椒、辣椒、植物油各适量。

制法：黑木耳用水泡发，豆腐洗净切成块。炒锅置火上，下植物油和豆腐,烹约 10 分钟,下黑木耳翻炒,将熟时调入辣椒、花椒、葱、蒜等调料,炒匀即成。

功效:益气养阴。适用于痛风并发冠心病。

◈ 银芽炒兔丝

用料:净兔肉 250 克,绿豆芽 150 克,鲜红椒 25 克,色拉油 600 毫升(实耗 100 毫升),香油 20 毫升,素鲜汤 200 毫升,鸡蛋清 1 个,葱段、精盐、鸡精、料酒、胡椒粉、湿淀粉各适量。

制法:绿豆芽洗净。鲜红椒洗净,去蒂去籽,切成 5 厘米长的丝。兔肉洗净,切成 7 厘米长、0.2 厘米粗的丝,放入碗中,加精盐、料酒、鸡蛋清、湿淀粉抓匀上浆。用精盐、鸡精、湿淀粉、鲜汤、胡椒粉调成料汁。将锅置武火上,注油烧至五成热,下入兔肉丝用筷子拨散,倒入漏勺沥油。锅内留油约 50 毫升,下鲜红椒丝、绿豆芽快速翻炒至断生,加入兔肉丝,再倒入料汁,翻炒均匀后加入葱段,淋上香油,出锅装盘即可。

功效:养精益气,滋补肝肾。适用于痛风并发冠心病。

◈ 炸鲤鱼

用料:活鲤鱼 1 尾(约 250 克),葱片、姜丝、蒜末、木耳末各 10 克,植物油 750 毫升(实耗 50 毫升),精盐、味精、料酒、醋、酱油、白糖、面粉各适量。

制法:将活鲤鱼宰杀、洗净后,两面划上斜形刀口,用精盐稍腌后再将鱼的两面裹上面糊,放入油锅炸至金黄色捞出。锅留底油 50 毫升,放入葱片、姜丝、蒜末、木耳末,调入精盐、味精、料酒、醋、酱油、白糖,烧成浓汁,快速淋在鱼身上即成。

功效：健脾益胃。适用于痛风并发冠心病。

◈ 肉末茄子粥

用料：紫茄子 200 克，肉末 50 克，粳米 100 克，植物油、葱花、生姜末、料酒、精盐、鸡精各适量。

制法：将茄子洗净，切成丝，用沸水焯一下，沥去水分备用。将炒锅置火上，注入植物油，烧至七成热时，加葱花、生姜末，煸炒出香；加肉末、料酒，熘炒至肉将熟时，加入茄丝翻炒片刻，离火待用。将粳米淘洗干净，放入砂锅，加水适量煨煮成稠粥，粥将成时，拌入茄丝、肉末，加精盐、鸡精，再煮至沸即成。

功效：清热活血，利尿降压。适用于痛风并发冠心病。

调养粥谱

◈ 大麦糯米粥

用料：大麦仁 250 克，糯米、红糖各 30 克。

制法：将大麦仁淘洗干净，用水泡 2 小时备用。锅置火上，加水适量，下入大麦仁，用武火熬煮。待大麦仁煮至开花，放入糯米，烧开一会儿后，转用文火熬煮至米烂粥稠。分盛碗内，撒上红糖即成。

功效：健脾益气，和胃宽肠，润肺生津。适用于痛风并发冠心病。

◈ 麦枣糯米粥

用料：小麦 100 克，糯米 50 克，大枣 15 枚。

制法：将小麦、大枣、糯米分别洗净，一同入锅，加水适量，先用武火烧开，再转用文火煮成稀粥。

功效：养心安神，除烦止渴。适用于痛风并发冠心病。

◈ 玉米山楂大枣粥

用料：玉米 50 克，山楂片 10 克，大枣 15 个，粟米 100 克，红糖 20 克。

制法：将玉米去杂，洗净，用冷沸水泡发，研成玉米浆，备用。将粟米淘洗干净放入砂锅，加水适量浸泡 30 分钟，与洗净的大枣一起用中火煮沸，调入玉米浆，拌和均匀，改用文火煨煮 1 小时。待粟米酥烂，粥黏稠时，调入捣烂的山楂片，继续用文火煨煮至沸，拌入红糖即成。

功效：调中开胃，补虚降脂。适用于痛风并发冠心病。

◈ 黑木耳水果粥

用料：粳米、小米各 50 克，黑木耳 20 克，苹果 1 个，香蕉 2 个，白糖适量。

制法：将黑木耳泡发，择洗干净，切小块。将苹果洗净，削去皮，挖掉核，切成小方块。香蕉剥去皮，切成小段。粳米、小米洗净，放入锅中，加适量水，置于武火上煮沸，改用中火熬成粥。黑木耳块、苹果块、香蕉段、白糖放入熬好的粥中搅拌均匀，煮至沸腾，即可。

功效：活血通络。适用于痛风并发冠心病。

调养汤羹

◈ 丝瓜木耳鸡蛋汤

用料：丝瓜 150 克，鸡蛋 1 个，黑木耳 20 克，葱、姜、蒜、精盐、鸡精、植物油、香油各适量。

制法：丝瓜洗净，刮去表皮，切成丝。鸡蛋磕入碗中，打散。黑木耳泡发，洗净，切块。葱、姜、蒜分别去皮，洗净，均切成末。炒锅置火上，放植物油烧至七成热，放入葱、姜、蒜，出味后放丝瓜煸炒，加入黑木耳和适量清水，烧沸后徐徐倒入蛋液，加精盐、鸡精烧开，淋上香油即成。

功效：清热解毒，养心护脑。适用于痛风并发冠心病。

◈ 菊花肉丝汤

用料：猪瘦肉 150 克，鲜菊花 30 克，葱末、姜丝、精盐、味精、植物油各适量。

制法：猪瘦肉洗净，切成丝。鲜菊花洗净，摘下花丝。炒锅置火上，倒入植物油烧热，投入葱末、姜丝炝锅，放入猪肉丝略炒，加清水适量，用武火烧沸，再用文火煮约 10 分钟，撒入菊花，加入精盐、味精调味即成。

功效：健脾益胃，化痰止咳。适用于痛风并发冠心病。

◈ 鲫鱼红枣汤

用料：鲫鱼 1 条（约 200 克），红枣 40 克，三七、橘皮各 10 克，姜片、精盐、味精、料酒、香油各适量。

制法：将鲫鱼清理干净，红枣去核，三七润软切成薄片，橘皮切成丝，同放入砂锅中，加清水适量，烧沸后加入姜片和料酒,用文火煮至熟透,调入精盐、味精,淋入香油调匀即成。

功效:补虚损,益脾胃,养气血。适用于痛风并发冠心病。

调养茶饮

◉ 菊花山楂茶

用料:菊花 10 克,山楂 10 克,茶叶 10 克。

制法:将菊花、山楂、茶叶放入茶杯中,用沸水冲泡,加盖稍闷即成。

功效:清热凉血,消食健胃,降压降脂。适用于痛风并发冠心病。

◉ 花生玉米面茶

用料:玉米面 250 克,芝麻酱 100 克,花生仁 50 克,芝麻、核桃仁各 20 克,瓜子仁少许,精盐、香油各适量。

制法:锅内倒入清水烧沸,玉米面用凉水调成糊后倒入沸水中,一边倒一边用勺子搅动,烧开后用文火煮一会儿。芝麻炒熟,研末。核桃仁、花生仁分别炒熟,研碎。瓜子仁炒熟,加入适量精盐拌匀。芝麻酱用香油调成糊。将玉米面粥盛入碗中,浇上芝麻酱,撒上炒四仁即成。

功效:健脾益胃,通便润肠。适用于痛风并发冠心病。

◉ 甘菊饮

用料:菊花 6 克,甘草 3 克,白糖 30 克。

制法:菊花洗净,去杂质。甘草洗净,切薄片。将菊花、甘草放入锅中,加水 300 毫升。用中火烧沸,再用文火煮 15

分钟,滤去药渣,留汁。在药汁中调入白糖即成。

功效:滋补心肝,理气明目。适用于痛风并发冠心病。

◈ 香蕉芹菜饮

用料:香蕉 250 克,芹菜 500 克,蜂蜜适量。

制法:将香蕉去皮,切块,捣成泥。芹菜洗净,切碎后捣烂,取汁,与香蕉泥一同倒入容器中,加冷开水搅拌,再调入蜂蜜,拌匀即成。

功效:降压解毒,润肠通便。适用于痛风并发冠心病。

◈ 蕉梗莲枣饮

用料:香蕉梗 40 克(干品 25 克),莲子 15 克,大枣 15 克。

制法:大枣、莲子去杂,用冷水泡 3~4 小时。香蕉梗洗净,与大枣、莲子同放入锅中,加清水适量,浓煎 2 次,每次 45 分钟,将两汁并发,用文火浓缩至 300 毫升。每日 2 次,每次饮 150 毫升。

功效:调心血,安心神,降血压。适用于痛风并发冠心病。

◈ 金橘萝卜蜜饮

用料:金橘 5 个,萝卜 1 个,蜂蜜适量。

制法:金橘洗净,捣烂。萝卜洗净,切丝榨汁。将金橘泥、萝卜汁调匀,调入蜂蜜。食用时用沸水冲泡即成。上、下午分服。

功效:化痰行气。适用于痛风并发冠心病。

◉ **山楂陈皮消脂饮**

用料：鲜山楂 30 克，陈皮 15 克，红糖 20 克。

制法：将鲜山楂、陈皮去杂，洗净，切碎，同放入纱布袋中，扎紧口，放入砂锅，加足量清水，用中火煎煮 40 分钟，取出药袋，调入红糖，拌匀即成。

功效：燥湿化痰，行气散瘀，降脂降压。适用于痛风并发冠心病。

适合痛风并发单纯性肥胖症患者调养食谱

调养菜谱

◉ **蒜蓉红薯叶**

用料：嫩红薯叶茎 400 克，大蒜 30 克，精盐、香油、素鲜汤、植物油各适量。

制法：将嫩红薯叶茎洗净，放入沸水中焯一下，捞出用凉开水冲凉，切成段。大蒜剥皮捣成蓉。炒锅上火，放油烧至四成热，放入一半蒜蓉焯出香味，加入嫩红薯叶茎翻炒，加入精盐、素鲜汤炒至入味，加入精盐、香油，撒上蒜蓉，拌匀即成。

功效：健脾消食，益气生津。适用于痛风并发单纯性肥胖症。

◉ **凉拌莴笋**

用料：莴笋 200 克，海带丝 300 克，精盐、香油各适量。

制法：将莴笋洗净，去皮后切成细丝。将海带丝洗净后，用沸水汆一下,晾凉。将莴笋丝、海带丝混合后,撒上精盐,淋上香油,拌匀即可食用。

功效:滋阴润燥,生津止渴,利尿解毒。适用于痛风并发单纯性肥胖症。

◈ **凉拌藕片**

用料:鲜嫩藕400克,生姜30克,花椒10粒,精盐、鸡精、香油、食醋各适量。

制法:生姜洗净,切成碎末。鲜藕洗净去皮,切成薄片,放入沸水锅中焯一下,沥净水分,放入盘中,加入花椒粒、精盐、鸡精、生姜末、食醋、香油拌匀即可。

功效:消暑开胃,降脂减肥。适用于痛风并发单纯性肥胖症。

◈ **藕夹山楂**

用料:鲜藕300克,山楂糕200克,白糖50克。

制法:将藕洗净,刮去外皮,切成0.3厘米厚的片,放入沸水锅中焯透,捞入凉开水中过凉,再捞出沥干水分,放入盘中。将山楂糕切成比藕块略小的片,用两片藕夹一片山楂糕,逐个夹好后码入盘中。炒锅上火,放入白糖和清水适量,用文火收浓糖汁,离火晾凉,将糖汁浇在藕片上即成。

功效:健脾消食。适用于痛风并发单纯性肥胖症。

◈ **蒜蓉拌黄瓜**

用料:嫩黄瓜400克,大蒜30克,精盐、酱油、香油各适量。

制法：将嫩黄瓜洗净,放入沸水中烫一下,捞出,用刀顺剖为两半,去皮,瓤斜切成片。大蒜剥皮捣成蓉,放入碗中,加入精盐、酱油、香油,调成味汁,浇在盛黄瓜的容器中,拌匀即成。

功效：清热解毒,减肥轻身。适用于痛风并发单纯性肥胖症。

◆ 茄汁玉米笋

用料：罐头玉米笋 250 克,精盐、鸡精、白糖、番茄酱、湿淀粉、植物油、香油、鸡汤各适量。

制法：玉米笋切成碎块。炒锅置火上,放油烧热,下入番茄酱先炒,加少许汤搅匀后,加入玉米笋、精盐、鸡精、白糖、鸡汤,用湿淀粉勾芡,淋上香油即成。

功效：健脾益气,减肥轻身。适用于痛风并发单纯性肥胖症。

◆ 香菇炒豆苗

用料：豆苗 300 克,水发香菇 150 克,葱花、姜片、精盐、鸡精、花生油、香油各适量。

制法：豆苗洗净。把香菇洗净切成片,放入沸水中稍烫后捞出控水。锅内注油烧热,下入葱花、姜片爆锅,加入香菇、豆苗炒熟,加入精盐、鸡精炒匀,淋上香油即可。

功效：健胃消食,固齿明目。适用于痛风并发单纯性肥胖症。

◆ 腐竹炒苋菜

用料：苋菜 200 克,腐竹 100 克,葱丝、精盐、鸡精、植物油、淀粉各适量。

制法：把腐竹切成段。锅内注油烧热，下入葱丝爆香，放入腐竹炒至将熟时下入苋菜，加入精盐、鸡精，调好口味，用淀粉勾芡即成。

功效：化痰消积，清热利湿。适用于痛风并发单纯性肥胖症。

◈ 芹菜炒肉丝

用料：芹菜 200 克，瘦猪肉 60 克，植物油、精盐、鸡精、料酒、香油各适量。

制法：将瘦猪肉切成丝，加精盐少许腌 5 分钟。芹菜去叶片，洗净切成段。锅置火上，注植物油油烧热，放入肉丝烫一下，待肉丝变色，捞出沥干。锅中留底油少许，放入芹菜快炒，再加入肉丝，兑入少许料酒，炒熟后调入精盐、鸡精、香油即可。

功效：止咳利尿，降压镇静。适用于痛风并发单纯性肥胖症。

调养粥羹

◈ 玉米粉粥

用料：玉米粉 50 克，粳米 50 克。

制法：玉米粉用适量冷水调匀。粳米淘洗干净，放入锅中，加清水适量，用武火烧开后调入玉米粉，再转用文火熬煮成稀粥。

功效：降脂降压，减肥瘦身。适用于痛风并发单纯性肥胖症。

◈ 海带山药粥

用料：水发海带 300 克，山药 100 克，粳米 50 克。

制法：将山药去皮洗净，切成碎末。海带洗净，放入清水锅中，用文火煮至熟烂，捞出，切成碎末。把淘洗干净的粳米放入砂锅内，加清水适量，用武火烧开后转用文火炖熟，待粥快熟时，加入山药末、海带末，稍煮即成。

功效：降压降脂。适用于痛风并发单纯性肥胖症。

◈ 山药扁豆粥

用料：鲜山药、大米各 30 克，白扁豆 15 克。

制法：把山药去皮洗净。大米、白扁豆下入锅中，加适量的水，煮至八成熟时下入山药，待山药熟烂即可。

功效：益气养阴，补肺止渴。适用于痛风并发单纯性肥胖症。

◈ 香菇萝卜汤

用料：香菇 4 只，白萝卜 30 克，精盐、味精、香油各适量。

制法：将香菇、白萝卜切成丝，放入清水锅中，文火慢煲，待熟时调味即成。

功效：利水消肿，除油去腻。适用于痛风并发单纯性肥胖症。

◈ 山楂玉米须汤

用料：山楂 10 克，玉米须 50 克。

制法：将山楂洗净切碎，与洗净的玉米须一同放入砂锅中，加水煎汤即成。

功效：补脾益胃，利尿消肿，降脂减肥。适用于痛风并发单纯性肥胖症。

◈ 冬瓜番茄汤

用料：冬瓜 250 克，番茄 150 克，葱段适量。

制法：冬瓜洗净，去瓤，不要去皮，切成方块。番茄洗净，用开水烫一下，去皮，切成片。把冬瓜块放入锅中，加入适量的清水，炖至将熟时加入番茄片、葱段，煮熟即可。

功效：健脾消食。适用于痛风并发单纯性肥胖症。

◈ 鸡丝冬瓜汤

用料：冬瓜 200 克，鸡肉 100 克，党参 3 克，料酒、精盐、鸡精各适量。

制法：冬瓜洗净切成片。把鸡肉洗净切成丝，并与党参一同放入砂锅内，加水 500 毫升，用文火炖至八成熟时下入冬瓜片，加入适量的精盐、料酒、鸡精，待冬瓜熟时即可。

功效：健脾利水。适用于痛风并发单纯性肥胖症。

◈ 冬瓜炖鲤鱼

用料：鲤鱼 500 克，冬瓜 400 克，葱段、姜片、精盐、鸡精、胡椒粉、料酒、香油、花生油各适量。

制法：将鲤鱼收拾干净后晾干。冬瓜去皮、籽，洗净后切成厚片。往锅内倒入花生油，烧至六成热时，下入鲤鱼，煎至鱼身呈金黄色，加入葱段、姜片、适量水、冬瓜、精盐、料酒，炖熟后拣出葱姜,加入鸡精、胡椒粉,淋入香油即可。

功效:开胃消食,滋阴润肺。适用于痛风并发单纯性肥胖症。

调养茶饮

◈ 大黄茶

用料:大黄2克,绿茶6克。

制法:将大黄、绿茶放入杯中,加入沸水冲泡,加盖稍闷即可。

功效:清热去火,消积通便。适用于痛风并发单纯性肥胖症。

◈ 桑白皮茶

用料:桑白皮30克。

制法:将桑白皮洗净切段,同时用沙壶盛水煮沸,立即投入桑白皮,煮3～5分钟,撤火,加盖闷几分钟,即可代茶饮用。

功效:利水消痰。适用于痛风并发单纯性肥胖症。

◈ 三花降脂茶

用料:玫瑰花、茉莉花、玳玳花、川芎各5克。

制法:将所有原料放入杯中,加沸水冲泡,盖上茶杯闷15分钟即成。

功效:化痰除湿,降脂减肥。适用于痛风并发单纯性肥胖症。

痛风病的治疗与调养

◈ **泽泻乌龙茶**

用料：泽泻 15 克，乌龙茶 3 克。

制法：将泽泻加水煮沸 20 分钟，取药汁冲泡乌龙茶即成。每日一剂，当茶频饮，一般冲泡 3~5 次。

功效：护肝消脂，利湿减肥。适用于痛风并发单纯性肥胖症。

◈ **山楂荷叶茶**

用料：山楂 10 克，薏苡仁 10 克，干荷叶 60 克，橘皮 5 克。

制法：将以上原料放入杯中，用沸水冲泡，加盖稍闷即可。

功效：理气行水，降脂化浊。适用于痛风并发单纯性肥胖症。

◈ **山楂银菊茶**

用料：山楂 10 克，银花 10 克，菊花 10 克。

制法：将山楂拍碎，与银花、菊花一同放入锅中，加水煎汁即可。代茶饮用，每日 1 剂。

功效：活血化瘀，清热平肝，降脂减肥。适用于痛风并发单纯性肥胖症。

◈ **枸杞子降脂饮**

用料：枸杞子 10 克，首乌、草决明、山楂各 15 克，丹参 20 克。

制法：把上述各种原料放入药锅中，加适量的水，用中火煮，煮好后取汁 1500 毫升，存入容器中。当茶频饮。

功效:降低血脂,滋补肝肾。适用于痛风并发单纯性肥胖症。

适合痛风并发糖尿病患者调养食谱

调养主食

◈ **麦麸饼**

用料:麦麸、粗麦粉适量,鸡蛋 1 个,猪瘦肉 100 克,青菜、植物油、精盐各适量。

制法:把猪肉洗净剁成末,青菜洗净,剁碎,加入麦麸、粗麦粉和鸡蛋,用精盐、植物油调好。锅内注油烧热,摊成蛋饼做熟即可。

功效:养心益肾。适用于痛风并发糖尿病。

◈ **燕麦薏苡仁饼**

用料:燕麦面 250 克,粗面粉 100 克,薏苡仁 30 克,葱花、姜末、精盐、鸡精、植物油、香油各适量。

制法:将薏苡仁去杂,洗净,晒干或烘干,研成粗粉,与燕麦面、粗麦粉充分拌匀,放入盆中,加清水适量,调拌成糊状,加适量葱花、姜末、精盐、鸡精、植物油、香油,拌匀备用。平底煎锅置武火上,加植物油适量,中火烧至六成热,用小勺将燕麦薏苡仁糊逐个煎成圆饼即成。

功效:补肝益肾,降脂降糖,护肝减肥。适用于痛风并发糖尿病。

调养菜谱

◈ 苦瓜丝

用料：苦瓜 200 克，精盐、鸡精、香油各适量。

制法：将苦瓜去瓤切成丝，沸水略焯，捞出沥水，调入精盐、鸡精、香油，拌匀即成。

功效：清热降压，降脂减肥。适用于痛风并发糖尿病。

◈ 凉拌三鲜

用料：海蜇 50 克，荸荠 40 克，竹笋 30 克，精盐、鸡精、香油各适量。

制法：海蜇洗净切成丝，用开水焯一下。荸荠洗净切成片。竹笋切成片，入锅中焯后捞出，控干水分。在 3 种原料中加入调味品调好口味即可。

功效：清肺止咳，生津化痰。适用于痛风并发糖尿病。

◈ 家常南瓜丝

用料：嫩南瓜 500 克，植物油 100 毫升，葱白、豆瓣、泡海椒、盐、酱油各适量。

制法：将嫩南瓜洗净，切成 5 厘米长的丝，放入少许精盐拌匀。泡海椒和葱白切成同样长的丝。豆瓣剁细。锅置火上，放植物油，烧至七成热，放入豆瓣炒香，再放入南瓜丝、葱白丝、泡海椒炒匀，调入盐、酱油，汁浓起锅即成。

功效：降糖排毒。适用于痛风并发糖尿病。

◉ 萝卜拌梨丝

用料：白萝卜 250 克，梨 100 克，生姜末少许，香油、精盐、鸡精各适量。

制法：把白萝卜洗净，切成丝。梨洗净去核，切成丝。把萝卜丝下入沸水锅中煮 2 分钟，捞出后与梨丝拌匀，加入香油、精盐、鸡精和姜末调匀即可。

功效：生津润燥，清热化痰。适用于痛风并发糖尿病。

调养粥

◉ 薄荷粥

用料：鲜薄荷 30 克或干薄荷 10 克，大米 50 克，冰糖少量。

制法：把薄荷洗净，入锅中煮 5 分钟，取汁去渣。把大米煮成粥，将熟时下入薄荷汁，稍煮后加入少量的冰糖即可。

功效：滋阴生津，健脾益肝。适用于痛风并发糖尿病。

◉ 荸荠粥

用料：荸荠 50 克，粳米 50 克。

制法：将荸荠削皮，切成片，与洗净的粳米一同入锅，加水 500 毫升，先用武火烧沸，再用文火熬煮成稀粥即成。日服 2 次，温热食用。

功效：清热，化痰，消积。适用于痛风并发糖尿病。

◉ 燕麦糯米粥

用料：燕麦片 100 克，糯米 50 克。

制法：将糯米去杂，洗净，放入锅内，加清水适量，煮至糯

痛风病的治疗与调养

米熟烂,加入燕麦片,搅匀,稍煮即成。

功效:益肝和脾,宽肠利湿。适用于痛风并发糖尿病。

◈ 芝麻杏仁粥

用料:黑芝麻、杏仁各30克,大米60克,当归9克。

制法:把黑芝麻、杏仁、大米浸水后磨成糊状,煮熟后用当归煎汁调服。每日1次,连服数日。

功效:滋阴生津,润肠通便。适用于痛风并发糖尿病。

◈ 山药桂圆粥

用料:鲜山药100克,桂圆15克,荔枝肉3~5枚,五味子3克。

制法:把山药去皮洗净,切成薄片,与桂圆、荔枝肉、五味子同煮成粥。早起或睡前食用。

功效:补心养脾,降血糖。适用于痛风并发糖尿病。

◈ 山楂神曲粥

用料:山楂30克,神曲15克,大米100克。

制法:将山楂、神曲洗净,捣碎,放入砂锅中,加入适量的水,煎取浓汁,去渣。把大米洗净,入砂锅中加清水煮开,倒入药汁煮成稀粥。

功效:健脾胃,消食积。适用于痛风并发糖尿病。

◈ 补骨脂红枣粥

用料:补骨脂20克,红枣6枚,大米100克。

制法:把补骨脂放入水中煎沸15分钟,去渣留汁。把汁加入大米、红枣中同煮成粥即可。趁热食用。

功效：健脾，益肾，补骨。适用于痛风并发糖尿病。

◈ 莲子红枣合欢粥

用料：莲子 40 克，红枣（去核）30 克，合欢（鲜）20 克，浮小麦 30 克。

制法：把合欢、红枣放入锅中，加入适量的水煎 20 分钟，去渣取汁约 400 毫升，加入莲子、浮小麦同煮。晚餐食用。

功效：健脾养心。适用于痛风并发糖尿病。

调养汤羹

◈ 姜葱鸡蛋汤

用料：梨 50 克，姜片、葱段各 15 克，鸡蛋 2 个。

制法：把梨、姜片、葱段放入锅中同煮。把鸡蛋打入碗中搅匀。趁药汁沸腾时浇在鸡蛋液中。趁热饮用，盖被发汗。

功效：解表，散寒，宣肺。适用于痛风并发糖尿病。

◈ 乌豆独活汤

用料：乌豆 100 克，独活 15～20 克，米酒少许。

制法：把独活、乌豆放入锅中，加入清水 3～4 碗，煎成 1 碗汤，去渣取汁。每天 1～2 次，加米酒温服。

功效：祛风，通经，活血。适用于痛风并发糖尿病。

◈ 空心菜马蹄汤

用料：空心菜 200 克，马蹄 10 个。

制法：将马蹄去皮，洗净。空心菜洗净。把两种原料放入锅中，同煮成汤。每日分 2 ~ 3 次服食。

功效：清热，润燥，通便。适用于痛风并发糖尿病。

◈ 白菜根萝卜汤

用料：干白菜根 3 个，生姜 3 片，青萝卜 1 个。

制法：把白菜根洗净，萝卜洗净切成片。把 3 种原料放入锅中，加入 3 碗水，煎至 1 碗半水的时候即可。分 2 次温服。

功效：行气宽中，散寒解表。适用于痛风并发糖尿病。

◈ 银耳雪梨贝母汤

用料：雪梨 60 克，银耳 6 克，川贝母 3 克。

制法：雪梨洗净，去皮、核。银耳泡发。把银耳、雪梨、川贝母一同放入锅中，加适量的水煎汁。饮汁即可。

功效：清热化痰。适用于痛风并发糖尿病。

◈ 白菜根生姜萝卜汤

用料：干白菜根 3 个，生姜 3 片，青萝卜 1 个。

制法：把菜根洗净，萝卜洗净切成片。把 3 种原料放入锅中，加入 3 碗水，煎至 1 碗半水时即可。分 2 次温服。

功效：行气宽中，散寒解表。适用于痛风并发糖尿病。

◈ 醋炖海带

用料：鲜海带 120 克（干品减半），米醋适量。

制法：把鲜海带洗净，放入锅中，加入适量的米醋，煮熟即可。

功效：利尿消肿。适用于痛风并发糖尿病。

◈ 海带排骨汤

用料：猪排骨 300 克，海带 100 克，葱段、姜片、精盐、料酒、香油各适量。

制法：把海带用温水泡好后切成块。猪排骨洗净，剁成段，入开水锅中焯后捞出，用温水洗净。锅中加入清水、排骨、姜片、葱段、料酒，待烧开后撇去浮沫，转用文火，煮至肉熟。锅内加入海带、精盐，待烧入味，拣出葱、姜，淋入香油即可。

功效：益肝补血，软坚散结。适用于痛风并发糖尿病。

◈ 清炖鲫鱼

用料：鲫鱼 1 条，橘皮 10 克，生姜、料酒各 50 克，葱段、精盐、胡椒、鸡精各适量。

制法：把鲫鱼去鳞、内脏，清洗干净。生姜切成片，取少许放在鱼肉上。把余下的生姜、橘皮、胡椒装进纱布内，并把药包塞进鱼腹中，加入料酒、精盐、葱段和适量的水，隔水清炖 30 分钟，取出药包，加入少量的鸡精即可。

功效：除温利水，温胃散寒。适用于痛风并发糖尿病。

◈ 土茯苓荸荠炖猪骨

用料：土茯苓片、猪骨各 500 克，荸荠 200 克，调味品适量。

制法：荸荠洗净去皮。把土茯苓片、猪骨一同放入锅中，加入适量的水同煮去骨取汁。把荸荠加入，用文火炖 30 分钟，用调味品调好口味即可。

功效：清热，利湿，解毒。适用于痛风并发糖尿病。

◈ 黄芪猪肉羹

用料：猪瘦肉 100 克，黄芪 30 克，大枣 10 枚，当归 10 克，枸杞子 10 克，精盐适量。

制法：猪瘦肉洗净切片，与黄芪、当归、枸杞子、大枣一同放入锅中，加入适量的清水炖汤，炖好后拣出黄芪、当归，用精盐调好口味即可。吃肉、枸杞子与大枣，喝汤。每日 1 剂，可连用 1~2 个月。

功效：益气，活血，通络。适用于痛风并发糖尿病。

调养茶饮

◈ 番茄苦瓜汁

用料：番茄 150 克，苦瓜 100 克。

制法：将番茄洗净，剁碎。苦瓜去籽，切成碎块，并用水焯过。将番茄、苦瓜放入榨汁机内，捣碎出汁。用纱布过滤，注入杯中即可。

功效；清热解毒。适用于痛风并发糖尿病。

◈ 石榴茶

用料：石榴叶 60 克，生姜片 15 克，精盐 4 克。

制法：把石榴叶、生姜片下入锅中，加入精盐炒至发黑，取出。用水煎煮，取其汁。代茶饮，每天 1 剂。

功效：健脾益胃，涩肠止泻。适用于痛风并发糖尿病。

◈ **苦菊茶**

用料：鲜芹菜 250 克，鲜苦瓜、菊花 10 克。

制法：将以上 3 味加水煎约 20 分钟。每日 1 剂，代茶饮用。

功效：清热降糖，降压消脂。适用于痛风并发糖尿病。

◈ **赤小豆冬瓜茶**

用料：赤小豆 60 克，冬瓜 500 克。

制法：将冬瓜去皮、瓤，洗净，与淘净的赤小豆一同入锅，加清水适量，用武火烧开后转用文火熬煮成汤。可加少许精盐调味。代茶饮用。

功效：利小便，消水肿，解热毒，止消渴。适用于痛风并发糖尿病。

◈ **胡萝卜枸杞子茶**

用料：新鲜胡萝卜 150 克，枸杞子 30 克。

制法：将胡萝卜洗净，去表皮，放入沸水中焯一下，捞出，切碎，放入绞汁机中，加适量凉沸水榨汁，用纱布过滤，盛入杯中备用。将枸杞子去杂，洗净后放入砂锅，加足量清水，武火煮沸后，改用文火煨煮 30 分钟，调入胡萝卜汁，再煮至沸即成。

功效：补肾明目，润燥降糖。适用于痛风并发糖尿病。

◈ **橄榄萝卜饮**

用料：青橄榄 7 枚，萝卜 120 克，芦根 30 克，葱白 7 根。

制法：把青橄榄、萝卜、芦根、葱白放入锅中，加入适量的水，煎取其汁。可代茶饮。连服 3 日。

功效：化痰止咳。适用于痛风并发糖尿病。

◈ 茵陈红枣饮

用料：茵陈 15 克，红枣 4 枚，干姜 6 克。

制法：把茵陈、红枣、干姜一同放入锅中，加入适量的水煎煮。吃枣喝汤，每日 2 次。

功效：健脾润燥。适用于痛风并发糖尿病。

◈ 芹菜苹果饮

用料：新鲜芹菜（连根）500 克，苹果 300 克。

制法：将芹菜洗净，切成段。苹果洗净外皮，切成小块，同入榨汁机内，加冷沸水 200 毫升快速绞汁，过滤取汁。

功效：平肝降压，软化血管。适用于痛风并发糖尿病。

适合痛风并发肝病患者调养食谱

调养菜谱

◈ 糖醋花生

用料：带衣花生米 500 克，香醋 500 毫升，红糖 50 克。

制法：将花生米拣杂，弃去有芽头及已有黄霉斑的坏花生米，洗净，晒干或烘干，备用。将香醋倒入有盖大玻璃广口瓶中，加入红糖，搅拌均匀，放入花生米，加盖，每日振摇 1 次，浸泡 7 日后即可食用。每日 2 次，每次 20 粒，噙入口中，缓缓细嚼咽下。

功效：解毒化痰，益气补虚，散瘀降脂。适用于痛风并发脂肪肝。

◈ 芝麻猕猴桃

用料：猕猴桃 400 克，芝麻 15 克，白糖、淀粉、发酵粉、植物油各适量。

制法：将猕猴桃洗净，去皮，切成块。取一只净碗，放入淀粉、水和发酵粉调成糊，待用。炒锅置火上，注油烧热，将猕猴桃挂匀淀粉糊，投入锅内，炸至金黄色时捞出。原锅留少许油，加入白糖炒化，放入芝麻再炒，待芝麻发出响声时，投入炸好的猕猴桃块，裹匀白糖汁即成。

功效：补肝益肺，润肺健胃。适用于痛风并发慢性肝炎或脂肪肝。

◈ 枸杞子麦冬香蛋丁

用料：鸡蛋 3 个，枸杞子、猪瘦肉各 30 克，麦冬 10 克，精盐、鸡精、植物油、淀粉各适量。

制法：将枸杞子洗净，入沸水中略汆一下。麦冬洗净，入沸水中煮熟，切成碎末。猪瘦肉切丁。鸡蛋打入碗中，加精盐少许，搅打均匀，倒进另一碗（碗壁涂油）中隔水蒸熟，冷却后切成粒状。锅置武火上，放植物油，倒入猪肉丁炒熟，再倒入枸杞子、麦冬、蛋粒炒匀，放精盐、鸡精少许，用湿淀粉勾芡即成。

功效：滋补肝肾。适用于痛风并发慢性肝炎或早期肝硬化。

◈ 凉拌虎杖

用料：虎杖嫩芽 250 克、精盐、白糖、味精、香油各适量。

制法：春秋两季于山沟溪边林荫处采下虎杖嫩芽，用沸水烫一下，切成 3 厘米长的小段，码入盘中，加精盐、味精、白糖、香油拌和均匀，即成。当凉拌菜，随意食用。

功效：活血利湿，清热解毒。适用于痛风并发肝功能异常。

◈ 凉拌鸡块

用料：鲜鸡块 500 克，熟蛋黄 3 个，精盐、鸡精、白糖、醋、香油各适量。

制法：将鸡块去皮，用干净毛巾擦净（不宜于水洗，否则易失原味），用盘装好上屉蒸 10 分钟，取出冷却备用。将熟蛋黄放入小碗内加入精盐、白糖，用筷子调匀，边调边下香油，临吃时将鸡块摆入盘中，加入醋、鸡精即可。

功效：温中益气，补精填髓。适用于痛风并发肝炎。

◈ 白萝卜煮牛肉

用料：牛肉 2000 克，白萝卜 1000 克，料酒 40 克，葱段、精盐、植物油各适量。

制法：将牛肉、萝卜分别洗净，切块。锅内注油烧热，把牛肉翻炒 5 分钟，加料酒焖烧 10 分钟后，倒入砂锅，加水用武火煮开，再加葱段、黄酒，改以文火炖 3 小时左右，倒入萝卜块，加精盐适量，再炖 1 小时，至牛肉、萝卜均已煮烂为止。饭前空腹服食，或佐膳食用。每日 3 餐食用，每次食量 50~60 克。

功效：舒肝补脾。适用于痛风并发肝硬化。

调养粥

◈ 蒲公英粥

用料：蒲公英 40～60 克（鲜品 60～90 克），粳米 50～100 克。

制法：取干蒲公英或鲜蒲公英（带根）洗净，切碎，煎取药汁，去渣，入粳米同煮为稀粥，以稀薄为好。每日 2 次或 3 次，稍温服。3～5 日为 1 疗程。

功效：清热解毒，消肿散结。适用于痛风并发肝炎。

◈ 垂盆草粥

用料：垂盆草（干品）25 克，大米 50 克，白糖 15 克。

制法：将垂盆草洗净，加水煎煮 10 分钟左右，捞去药草，与淘洗干净的大米一起煮成稀粥，调入白糖即成。日服 1 剂，趁热服用，连服数日。

功效：补肝益肺。适用于痛风并发肝功能异常。

◈ 薏苡仁菱角粥

用料：薏苡仁 50 克，菱角 150 克，糯米 100 克，陈皮 5 克。

制法：将薏苡仁、糯米浸泡洗净。将菱角斩一刀，放入锅中，加水煮熟，捞出放入冷水内，去壳取肉，切成碎米状颗粒。将糯米放入锅中，加水烧沸，放入薏苡仁、陈皮。待米煮至开花时，放入菱角，煮至米烂粥稠时即成。

功效：健脾益气。适用于痛风并发慢性肝炎。

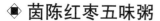

◈ **茵陈红枣五味粥**

用料：茵陈 10 克，五味子 5 克，大米 100 克，红枣 10 枚。

制法：将茵陈洗净，用纱布包好，放入炖盅内，加水 80 毫升，煎煮 25 分钟，去茵陈，留汁液待用。将五味子、大米淘洗干净，去杂质。把红枣洗净，去核。把大米、茵陈药汁、红枣、五味子同放入锅内，加水 500 毫升，用武火烧沸，转用文火炖煮 40 分钟即成。每日 1 次，每次吃粥 100 毫升。

功效：滋养肝肾，益气生津。适用于痛风并发肝硬化。

◈ **党参茯苓扁豆粥**

用料：党参 10 克，茯苓 10 克，白扁豆 20 克，粳米 100 克。

制法：将党参、茯苓洗净，切片与白扁豆同入锅中，加水煎煮 30 分钟，投入淘净的粳米，用文火煮成稠粥即成。早晚各 1 次温服，党参、茯苓、白扁豆可同时嚼食，可连续服食 3～4 个月。

功效：健脾益胃，温中益气。适用于痛风并发肝硬化。

◈ **陈皮枸杞粟米粥**

用料：陈皮 15 克，枸杞子 15 克，粟米 100 克。

制法：将陈皮洗净，晒干或烘干，研成细末，备用。将枸杞子、粟米分别淘洗干净，同放入砂锅，加清水适量，用武火煮沸后，改用文火煮 30 分钟，待粟米熟烂、粥将成时，调入陈皮细末，拌和均匀，再用文火煮至沸即成。

功效：理气解郁，滋肝补肾，降脂化痰。适用于痛风并发肝病。

调养汤羹

◈ 大枣银耳汤

用料：大红枣 15 枚，银耳 15 克。

制法：将银耳浸泡，连水倒入锅中，放入大红枣共煮成汤，频饮食之。

功效：健胃补脾，清热凉血。适用于痛风并发慢性肝炎。

◈ 脊骨海带汤

用料：动物脊骨 500 克，海带丝 100 克，精盐、鸡精、醋、胡椒粉少许。

制法：将海带丝洗净，先蒸一下。将动物脊骨炖汤，汤开后去浮沫，投入海带丝炖烂，加精盐、鸡精、醋、胡椒粉即可。食海带，饮汤。

功效：软坚散结，消痰平喘，通肠利水。适用于痛风并发慢性肝炎。

◈ 黄芪山药羹

用料：黄芪 30 克，鲜山药 150 克，调料适量。

制法：将黄芪洗净，鲜山药洗净切成片。将黄芪放入锅内，加水适量，煮 30 分钟，滤去药渣，放入鲜山药片，再煮半小时，加精盐或糖调味即成。

功效：健脾益肾，强心补气，降压保肝。适用于痛风并发慢性肝炎。

痛风病的治疗与调养

调养茶饮

◈ **芹菜蜜汁**

用料：鲜芹菜 100～500 克，蜂蜜适量。

制法：将芹菜洗净榨汁，滤渣取汁，加入蜂蜜炖开。每日 1 次，温服。

功效：清热解毒，养肝明目。适用于痛风并发乙型肝炎。

◈ **甘蔗黄瓜汁**

用料：甘蔗、黄瓜各 1000 克，白糖少许。

制法：鲜甘蔗去皮，切碎，用清水浸泡半日后，装入纱布袋内绞取汁液（也可用榨汁机榨汁）。黄瓜去皮、籽，切成细丝，装入纱布袋内绞取汁液（也可用榨汁机榨汁）。甘蔗汁和黄瓜汁混合，加入白糖搅匀即成。

功效：清热生津，除热解毒，下气润燥。适用于痛风并发肝炎。

◈ **红白萝卜汁**

用料：红萝卜、白萝卜各 1000 克，白糖 30 克。

制法：将红萝卜、白萝卜切成薄片，刮成细丝，装入纱布袋内，绞取汁液。将汁液放入茶壶内，加入白糖拌匀即成。

功效：健脾化滞，生津止渴。适用于痛风并发肝病。

◈ **葛花荷叶茶**

用料：葛花 15 克，鲜荷叶 60 克（干荷叶 30 克）。

制法：将荷叶切成丝，与葛花同入锅中，加水适量，煮沸

10 分钟,去渣取汁即成。当茶频饮,当日服完。

功效:清热利湿,降脂轻体。适用于痛风并发肝硬化。

◈ 绿豆菊花茶

用料:绿豆 60 克,白菊花 10 克。

制法:将绿豆拣去杂质,淘洗干净,备用。将白菊花放入纱布袋中,扎口,与淘洗干净的绿豆同入砂锅,加足量水,浸泡片刻后用武火煮沸,改用文火煨煮 1 小时,待绿豆酥烂,取出菊花纱布袋即成。早、晚 2 次分服,代茶频频饮用,并将酥烂的绿豆同时嚼入口内,缓嚼而咽下。

功效:清热解毒,清暑降脂。适用于痛风并发脂肪肝。

◈ 苹果酸牛奶

用料:苹果 1 个,酸牛奶 200 毫升,蜂蜜 20 克。

制法:将苹果表皮反复洗净,连皮切碎,放入家用榨汁机中,搅取苹果汁,与酸牛奶、蜂蜜充分混和均匀,即成。早、晚各服 1 次。

功效:补虚益气,活血降脂。适用于痛风并发脂肪肝。

◈ 荸荠橘饮

用料:橘子 1 个,荸荠 6 枚。

制法:橘子洗净连皮与荸荠捣烂,用开水冲泡即成。当茶频服,每日 1 ~ 2 次。

功效:祛湿化痰,润肺养肝。适用于痛风并发急性肝炎。

痛风病的治疗与调养

◈ **陈皮竹叶饮**

用料：陈皮 10 克，鲜竹叶 20 片，白糖适量。

制法：将陈皮洗净，与鲜竹叶一同放入锅中，加水煎煮数沸，去渣取汁，加白糖调味即成。

功效：利水消肿。适用于痛风并发肝病。

◈ **丁香茉莉饮**

用料：丁香、茉莉花、绿茶各 10 克。

制法：将以上各味共研成细末，过筛，制成袋泡茶，饮时用沸水浸泡即成。

功效：理气化浊，降脂降压。适用于痛风并发肝病。

适合痛风并发肾病患者调养食谱

调养菜谱

◈ **蜜制萝卜**

用料：萝卜 1 个，蜂蜜适量。

制法：将萝卜切成片，用蜂蜜腌 4 小时后焙干，反复 2 次，不可焦。以淡盐水送服。

功效：利尿排石。适用于痛风并发肾结石。

◈ **杞菊肉丝**

用料：猪瘦肉 300 克，鲜白菊花瓣 30 克，枸杞子 10 克，姜丝、葱丝、精盐、鸡精、白糖、料酒、鸡汤、湿淀粉、香油、猪油适量。

制法：将猪瘦肉洗净，切成约 6 厘米长的丝，菊花瓣用清水洗净，枸杞子用温水洗净。将肉丝用少许精盐、料酒调味，加入湿淀粉拌匀。将精盐、鸡精、白糖、鸡汤、湿淀粉放入碗中，兑成味汁。将炒锅烧热，注入猪油烧至七成熟，投入肉丝炒散，下入枸杞子、菊花瓣翻炒几下，再下姜丝、葱丝，倒入味汁炒匀，起锅盛盘，淋上香油即成。

功效：滋阴补肾，养血润燥。适用于痛风并发慢性间质性肾炎。

调养粥

◈ 竹叶薏苡仁粥

用料：竹叶 30 克，薏苡仁 20 克，石膏 50 克，大米 50 克，白糖适量。

制法：将竹叶、石膏水煎取汁，与薏苡仁、大米一同煮粥，待熟时用白糖调匀即可。

功效：清热去火。适用于痛风并发肾盂肾炎。

◈ 玉米面山药粥

用料：玉米面 150 克，山药 100 克。

制法：将山药上笼蒸熟后，去皮切成小块。将玉米面用沸水调成厚糊。砂锅内加入清水，上火烧开，用竹筷拨入玉米糊，文火熬煮至熟后加入山药，一同煮粥即成。

功效：调中开胃，利水消肿。适用于痛风并发慢性肾炎。

◈ **芡实桂花粥**

用料：芡实 20 克，桂花、白糖各适量。

制法：将芡实放入沸水中，煮成白色透明状，调入桂花、白糖即成。当点心食用，每日 1 次，连服 15 日为 1 个疗程。

功效：养血益肝，固肾益精。适用于痛风并发间质性肾炎。

◈ **黑芝麻茯苓粥**

用料：黑芝麻 5 克，茯苓 20 克，大米 60 克。

制法：将茯苓切碎，放入锅内煎汤，再放入黑芝麻、大米煮粥即可。每日 2 次，早、晚餐服用，连服 15 日。

功效：健脾益气。适用于痛风并发慢性肾炎。

◈ **葱白紫苏粥**

用料：葱白 3 ~ 5 段，紫苏叶 10 克，大米 100 克。

制法：先将大米熬成粥，将熟时加入葱白、紫苏叶，加盖焖一会儿即可。宜趁热食用，每日 1 餐。

功效：温阳，利水，消肿。适用于痛风并发慢性肾炎。

◈ **红枣羊骨糯米粥**

用料：羊胫骨 1 ~ 2 根，去核红枣 5 枚，糯米 150 克，调味品适量。

制法：将羊胫骨剁碎，加红枣、糯米煮粥，调味即可，分 2 次或 3 次食完。

功效：健脾补肾。适用于痛风并发尿毒症。

◉ **马齿苋薏苡仁瘦肉粥**

用料：猪瘦肉、粳米各60克，马齿苋、薏苡仁各30克，调味品适量。

制法：将薏苡仁、粳米洗净。猪瘦肉洗净，切片。马齿苋去根，洗净，切碎。把全部原料一起放入锅内，加清水适量，武火煮沸后，转用文火煮成稀粥，调味即可。

功效：滋补肝肾，强筋健骨。适用于痛风并发慢性肾功能衰竭。

◉ **双仁葡萄粥**

用料：桑仁、薏苡仁各20克，葡萄干10克，大米60克。

制法：将大米淘净，加水适量煮沸后，加入桑仁、薏苡仁、葡萄干，煮至粥熟即可。

功效：益肾利湿。适用于痛风并发肾盂肾炎。

◉ **桃仁冰糖糊**

用料：胡桃仁200克，植物油200克，冰糖200克。

制法：用植物油将胡桃仁炸酥，取出研成细末，与研成末的冰糖调匀，用沸水调成糊状即可食用。每日1剂，分3次服。

功效：通淋排石。适用于痛风并发肾结石。

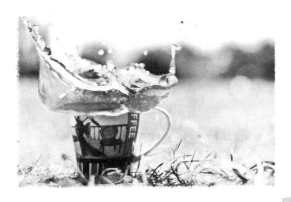

调养汤羹

◉ **葫芦双皮汤**

用料：葫芦壳50克，

冬瓜皮、西瓜皮各 30 克,红枣 10 克。

制法:将以上各味放入锅中,加水 4 碗,煎至 1 碗,去渣即成。服汤,每日 1 剂,至水肿消退为度。

功效:健脾,利湿,消肿。适用于痛风并发慢性肾炎。

◈ 花生蚕豆汤

用料:花生米 120 克,蚕豆 200 克,红糖 50 克。

制法:将花生米、蚕豆放入锅中,加清水适量,用文火熬煮,水呈棕红色浑浊时,调入红糖即成。

功效:益气,除湿,化浊。适用于痛风并发慢性肾炎。

◈ 绿豆西瓜皮汤

用料:绿豆 100 克,西瓜皮适量。

制法:将绿豆洗净,加清水适量煮汤,至汤色碧绿纯清时,去掉绿豆,将洗净切块的西瓜皮放入再煮,煮沸后即离火,待温热时饮汤。

功效:清热解毒,利水消肿。适用于痛风并发尿毒症。

◈ 鸭肉芡实扁豆汤

用料:老母鸭 1500 克,白扁豆 80 克,芡实 60 克,料酒 30 毫升,植物油、精盐适量。

制法:将老母鸭清理干净,取肉切块,下入油锅中煸炒 3 分钟,调入料酒,加冷水浸没,上火烧沸,放入精盐慢炖 2 小时,倒入扁豆和芡实,再煨 1 小时即成。

功效:滋阴补虚,除湿益肾。适用于痛风并发慢性肾炎。

◈ 鲤鱼益母汤

用料：鲜鲤鱼 1 条,益母草 10 克,鲜姜 3 片。

制法：将鲜鲤鱼去鳞及内脏,切成段,与益母草、鲜姜同放入锅中,加清水适量,煮 1 小时,去渣取汁即成。每次服用约 180 毫升,每日 2 次。

功效：益气活血,利水消肿。适用于痛风并发慢性肾炎。

◈ 何首乌鲤鱼汤

用料：活鲤鱼 1 条(约 500 克),何首乌 3 克,生姜 3 克,精盐、料酒各适量。

制法：将鲤鱼除去苦胆,保留内脏,不刮鳞,切成段。砂锅中加水,放入何首乌,用文火熬煮 1 小时,去渣留汁待用。另取锅加水 3 碗,放入鲤鱼,用武火烧沸,下入精盐、生姜、料酒,文火炖 2 小时左右,加入何首乌汁煮沸即成。

功效：补肝益肾,利水消肿。适用于痛风并发慢性肾炎。

◈ 甘薯羹

用料：甘薯 100 克,藕粉、冰糖各适量。

制法：将甘薯去皮切块,加水煮熟后,调入藕粉、冰糖即成。

功效：补虚益气,强肾壮阳。适用于痛风并发慢性间质性肾炎。

◈ 山楂橘子羹

用料：山楂 50 克,橘子 400 克,白糖 50 克。

制法：将橘子去皮,用纱布绞取汁液。将山楂洗净,去核,放入锅内,加水煎煮 30 分钟,去渣留汁,与橘汁混匀,加入白糖即成。

功效:活血化瘀。适用于痛风并发间质性肾炎。

调养茶饮

◈ 西瓜藕汁

用料:西瓜 300 克,鲜藕 200 克,蜂蜜适量。

制法:将西瓜、鲜藕一起榨汁,调入适量蜂蜜即成。每日服用 2 次。

功效:除湿健脾,利水消肿。适用于痛风并发肾结石。

◈ 蚕豆壳冬瓜皮茶

用料:蚕豆壳 30 克,冬瓜皮 50 克,红茶 20 克。

制法:将蚕豆壳、冬瓜皮、红茶同放入锅中,加清水 3 碗煎至 1 碗,去渣取汁即成。

功效:健脾除湿,利尿消肿。适用于痛风并发肾炎水肿。

◈ 蜂蜜二汁饮

用料:空心菜 200 克,荸荠 200 克,蜂蜜适量。

制法:将空心菜和荸荠洗净后捣烂取汁,调入适量的蜂蜜后服用。每日 2 次。

功效:通淋排石。适用于痛风并发肾结石。

痛风患者治疗方剂

◈ **方一**

配方：薏苡仁 30 克，泽泻 12 克，滑石 20 克，白术 20 克，丹皮 15 克，栀子 10 克，黄柏 10 克，金银花 12 克，连翘 12 克，生地黄 15 克，防风 12 克，威灵仙 20 克，延胡索 15 克，忍冬藤 15 克，土茯苓 30 克，车前子 15 克。

制法：水煎服，每日 1 剂，并随证加减。

适应证：湿热蕴结型痛风。

◈ **方二**

配方：桃仁 12 克，红花 12 克，当归 24 克，川芎 12 克，牡丹皮 10 克，栀子 10 克，车前子 12 克，金银花 15 克，败酱草 15 克，乳香 10 克，没药 10 克，土茯苓 30 克，鸡血藤 15 克，透骨草 15 克，穿山甲 10 克，乌梢蛇 20 克。

制法：以水煎服，每日 1 剂，并随证加减。

适应证：瘀热内阻型痛风。

◈ **方三**

配方：党参 15 克，黄芪 30 克，白术 20 克，青皮 12 克，半夏 10 克,薏苡仁 30 克,白芥子 10 克,菝葜 15 克,土茯苓 30 克,车前子 15 克,泽泻 10 克,怀山药 20 克。

制法:以水煎服,每日 1 剂,并随证加减。

适应证:痰浊凝滞型痛风。

◈ 方四

配方:熟地黄 30 克,山萸肉 20 克,怀山药 15 克,牡丹皮 12 克,白芍 15 克,泽泻 10 克,枸杞子 20 克,菊花 12 克,秦艽 15 克,金樱子 30 克,杜仲 15 克,续断 15 克,威灵仙 15 克,海风藤 15 克,菝葜 15 克,虎杖 30 克,土茯苓 30 克,车前子 15 克。

制法:以水煎服,每日 1 剂,并随证加减。

适应证:肝肾阴虚型痛风。

◈ 方五

配方:黄柏 12 克,黄芩 12 克,栀子 12 克,茵陈 15 克,苍术 10 克,薏苡仁 30 克,茯苓 20 克,蒲公英 12 克,紫花地丁 10 克,天葵 10 克,威灵仙 10 克,络石藤 15 克,赤芍 12 克,金银花 10 克。

制法:以水煎服,每日 1 剂,并随证加减。

适应证:用于急性发作期痛风患者。

◈ 方六

配方:独活 12 克,桑寄生 15 克,秦艽 10 克,防风 10 克,细辛 3 克,当归 12 克,川芎 12 克,牡丹皮 10 克,桃仁 12 克,红花 10 克,薏苡仁 30 克,全蝎 6 克,蜈蚣 6 克,乌梢蛇 20 克。

制法:以水煎服,每日 1 剂,并随证加减。

适应证：用于慢性缓解期痛风患者。

◈ 方七

配方：金钱草 15 克，海金沙 30 克，鸡内金 15 克，茵陈 15 克，滑石 15 克，菝葜 10 克，猪苓 12 克，茯苓 12 克，泽泻 10 克，白术 12 克。

制法：以水煎服，每日 1 剂，并随证加减。

适应证：用于痛风肾病之实证。

◈ 方八

配方：熟地黄 15 克，山萸肉 12 克，山药 15 克，泽泻 10 克，牡丹皮 10 克，茯苓 12 克，杜仲 15 克，桑寄生 15 克，狗脊 10 克，牛膝 12 克，续断 12 克。

制法：以水煎服，每日 1 剂，并随证加减。

适应证：用于痛风肾病证见脾肾气虚者。

◈ 方九

配方：党参 15 克，黄芪 20 克，白术 12 克，山药 15 克，薏苡仁 15 克，枸杞子 12 克，熟地黄 12 克，白芍 12 克，山萸肉 10 克，当归 10 克，川芎 10 克，茯苓 12 克，泽泻 10 克。

制法：以水煎服，每日 1 剂，并随证加减。

适应证：用于痛风肾病，证见气阴两虚者。

◈ 方十

配方：虎杖、灯笼草、掉毛草、九子连环草、苍术、牛膝各 15 克，土茯苓、萆薢各 20 克，薏苡仁 30 克，甘草 6 克。

制法：以上各味药材冷水浸泡后煮沸，煎30分钟即可。服药时忌饮茶。

适应证：清热除湿，祛风通络。主治痛风。

◈ 方十一

配方：苍术、黄柏、防己、当归、车前子、木瓜各10克，银花、玄胡、滑石各20克，赤芍15克、土茯苓、忍冬藤、薏苡仁各30克，炙乳香、甘草各6克。

制法：水煎服，每日1剂，分3次服。

适应证：祛风通络，清热利湿。主治痛风。

◈ 方十二

配方：黄柏、栀子、车前草、汉防己、木瓜、秦艽、昆布、海藻、槟榔各15克，木通、山慈姑各6克，僵蚕10克，全蝎3克，黄芪20克，绿茶适量。

制法：水煎服，每日1剂，分2次服。

适应证：清热利尿，散结定痛。主治痛风性关节炎。

◈ 方十三

配方：土茯苓、薏苡仁各30克、赤芍、泽泻、萆薢各15克、虎杖、蒲公英各20克，山慈姑、黄柏各12克、川牛膝18克，防己9克，水蛭6克。

制法：水煎服，每日1剂。

适应证：清热利湿解毒，凉血通络。主治急性痛风性关节炎。

◈ **方十四**

配方：党参、独活各 15 克、薏苡仁 30 克、苍术 12 克、黄柏、当归、泽泻各 10 克，威灵仙、云茯苓各 20 克，桂枝 9 克。

制法：水煎服，每日 1 剂，分 2 次服。

适应证：健脾祛湿，泄浊通络。主治急性痛风性关节炎。

◈ **方十五**

配方：大川乌 2 个，黑豆 21 粒（炒），全虫 21 枚，地龙 15 克，麝香 0.75 克。

制法：共为细末，制粉糊丸如绿豆大，每次 10 丸，温酒送下。

适应证：全身百节诸风走痛，甚效。

◈ **方十六**

配方：南星、苍术、黄柏各 60 克，川芎 30 克，白芷 15 克，神曲 30 克，桃仁 15 克，威灵仙 9 克，羌活 9 克，防己 15 克，桂枝 9 克，红花 5 克，草龙胆 5 克。

制法：共研为末，和丸，如梧桐子大。每服 100 丸，空腹时用白汤送下。

适应证：痛风。

◈ **方十七**

配方：土茯苓、萆薢、泽泻各 30 克，泽兰、当归各 20 克，薏苡仁 24 克，桃仁、红花各 12 克。

制法：水煎服，每日 1 剂。

适应证：痛风。